Pädiatrische Netzhauterkrankungen

Ulrich Spandau · Sang Jin Kim

Pädiatrische Netzhauterkrankungen

Von der Angiographie zur Vitrektomie

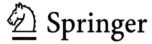

Ulrich Spandau
Ophthalmology
University of Uppsala Ophthalmology
Uppsala, Schweden

Sang Jin Kim
Department of Ophthalmology
Samsung Medical Center,
Sungkyunkwan University
Seoul, Südkorea

ISBN 978-3-031-36875-2   ISBN 978-3-031-36876-9   (eBook)
https://doi.org/10.1007/978-3-031-36876-9

Die Deutsche Nationalbibliothek verzeichnet diese Publikation in der Deutschen Nationalbibliografie; detaillierte bibliografische Daten sind im Internet über http://dnb.d-nb.de abrufbar.

Dieses Buch ist eine Übersetzung des Originals in Englisch „Pediatric Retinal Vascular Diseases" von Spandau, Ulrich, publiziert durch Springer Nature Switzerland AG im Jahr 2019. Die Übersetzung erfolgte mit Hilfe von künstlicher Intelligenz (maschinelle Übersetzung). Eine anschließende Überarbeitung im Satzbetrieb erfolgte vor allem in inhaltlicher Hinsicht, so dass sich das Buch stilistisch anders lesen wird als eine herkömmliche Übersetzung. Springer Nature arbeitet kontinuierlich an der Weiterentwicklung von Werkzeugen für die Produktion von Büchern und an den damit verbundenen Technologien zur Unterstützung der Autoren.

Planung/Lektorat: Elizabeth Pope
Springer ist ein Imprint der eingetragenen Gesellschaft Springer Nature Switzerland AG und ist ein Teil von Springer Nature.
Die Anschrift der Gesellschaft ist: Gewerbestrasse 11, 6330 Cham, Switzerland

Vorwort

Liebe Leserin, lieber Leser,
Dieses Buch bietet umfassende und aktuelle Informationen zur Diagnose, medizinischen und chirurgischen Behandlung von pädiatrischen retinalen Gefäßerkrankungen, die weltweit zu den Hauptursachen für Erblindung im Kindesalter gehören. Erfahrene Augenärzte auf diesem Gebiet diskutieren grundlegendes Wissen über diese Krankheiten, praktische Aspekte des Managements wie Untersuchung unter Narkose, aktuelle diagnostische Ansätze einschließlich spektral-domänengebundener Handheld-optischer Kohärenztomographie (OCT) und OCT-Angiographie. Ein besonderer Schwerpunkt liegt auf den jüngsten Fortschritten in der medizinischen und chirurgischen Behandlung von pädiatrischen retinalen Gefäßerkrankungen. Schritt-für-Schritt-Anleitungen werden für die chirurgische Behandlung mit Anti-VEGF-Therapie, Laser-Photokoagulation und Vitrektomie gegeben. Sowohl der allgemeine Augenarzt, der Kinder mit Netzhauterkrankungen betreut, als auch der Spezialist (pädiatrische Augenärzte und vitreoretinale Chirurgen) werden dieses Buch als informative Ressource für die bestmögliche Versorgung von Kindern mit pädiatrischen retinalen Gefäßerkrankungen finden.

Uppsala, Schweden   Ulrich Spandau
Seoul, Südkorea   Sang Jin Kim

Danksagungen

Ich möchte meiner Familie und insbesondere meiner Frau Katrin für ihre unendliche Geduld mit einem Ehemann danken, der so viel Zeit mit seinen Büchern verbringt.

Ulrich Spandau

Inhaltsverzeichnis

Teil I   Pädiatrische Netzhauterkrankungen

1   Coats-Krankheit 3
  1.1   Diagnose der Coats-Krankheit......................... 3
       1.1.1   Einführung................................. 3
       1.1.2   Pathogenese 3
       1.1.3   Genetik.................................... 4
       1.1.4   Klinische Merkmale......................... 4
       1.1.5   Fluoreszenzangiographie 7
       1.1.6   Optische Kohärenztomographie (OCT)........... 9
  1.2   Klassifikation der Coats-Krankheit 10
       1.2.1   Ein Klassifikationssystem 10
       1.2.2   Stadium und Visuelles Ergebnis................. 13
  Literatur.. 14

2   Norrie-Krankheit 15
  2.1   Einleitung... 15
  2.2   Genetik... 15
  2.3   Okuläre Merkmale.................................... 15
  2.4   Extraokuläre Merkmale 16
       2.4.1   Auditive Befunde........................... 16
       2.4.2   Neurologische Befunde 17
       2.4.3   Periphere Gefäßerkrankung 17
  2.5   Behandlung 17
  Literatur.. 18

3   Incontinentia Pigmenti 19
  3.1   Pathophysiologie und Genetik von IP 19
  3.2   Klinische Merkmale.................................. 20
       3.2.1   Okuläre Manifestationen 20
       3.2.2   Retinales Screening-Protokoll 22
  3.3   Hautmanifestationen 22
  3.4   Neurologische Manifestationen........................ 23

3.5   Andere Manifestationen............................... 25
3.6   Diagnosekriterien für IP............................. 26
Literatur.. 26

4   Familiäre Exsudative Vitreoretinopathie.................. 27
4.1   Einleitung.. 27
4.2   Pathophysiologie und Genetik........................ 27
4.3   Diagnose der familiären exsudativen Vitreoretinopathie...... 28
        4.3.1   Klinische Merkmale.......................... 28
        4.3.2   Fluoreszein-Angiographie-Befunde.............. 30
        4.3.3   OCT-Merkmale 32
4.4   Klassifikation der familiären exsudativen
        Vitreoretinopathie 34
Literatur.. 36

5   Retinopathie der Frühgeborenen (ROP).................... 37
5.1   Pathophysiologie der Frühgeborenenretinopathie (ROP) 37
5.2   Klassifikation der ROP.............................. 39
        5.2.1   Klassifikationssystem der Retinopathie
                der Frühgeborenen (ROP) 39
        5.2.2   Lokalisation und Ausmaß der Erkrankung......... 40
        5.2.3   Stadium der ROP (Tab. 5.1).................... 40
        5.2.4   Plus-Erkrankung.............................. 41
        5.2.5   Pre-Plus-Erkrankung 43
        5.2.6   Aggressives posteriores ROP (AP-ROP).......... 44
5.3   Screening-Empfehlungen............................. 45
Literatur.. 52

Teil II   Untersuchung

6   Fundusuntersuchung 57
6.1   Kleine Pupille...................................... 57
6.2   Indirekte Binokulare Ophthalmoskopie.................. 57
        6.2.1   Untersuchungstechnik 58

7   Weitwinkel-Fundusfotografie........................... 61
7.1   RetCam 3 (Natus, https://newborncare.natus.com/products-ser-
        vices/newborn-care-products/eye-imaging)............... 62
7.2   PanoCam™ (Visunex, http://visunex.com/products/pano-
        cam-lt/)... 63
7.3   3 nethra neo (Forus, http://www.forushealth.com/3nethra-neo.
        html).. 64
7.4   Pictor (Volk, https://volk.com/index.php/volk-products/opht-
        halmic-cameras/volk-pictor-plus-digital-ophthalmic-imager.
        html).. 67
7.5   Icon (Phoenix, http://phoenix-clinical.com/)............... 68
Literatur.. 70

8 Angiographie des Neugeborenen 71
   8.1 Technik der Retcam-Angiographie 71
   8.2 Retcam-Angiographie-Atlas 73
      8.2.1 ROP 3 in Zone I (Abb. 8.3) 73
      8.2.2 Unvollständige Laser-Photokoagulation
           bei ROP-Neugeborenen (Abb. 8.4 und 8.5)........ 73
      8.2.3 ROP Stadium 4 (Abb. 8.6 und 8.7) 74
      8.2.4 ROP Stadium 4B (Abb. 8.10 und 8.11) 76
      8.2.5 Incontinentia Pigmenti (Abb. 8.12, 8.13, 8.14, 8.15
           und 8.16) 77
      8.2.6 Microcephalus (Abb. 8.17) 80
      8.2.7 FEVR oder ROP (Abb. 8.18 und 8.19) 81
   8.3 Optos-Angiographiebilder 82
      8.3.1 Familiäre exsudative Vitreoretinopathie (FEVR)
           (Abb. 8.20, 8.21, 8.22 und 8.23) 82
      8.3.2 Morbus Coats (Abb. 8.24, 8.25 und 8.26) 84
   Literatur. 85

Teil III Bewertung

9 Beurteilung von ROP-Neugeborenen 89
   9.1 Beurteilung der Plus-Krankheit 90
   9.2 Beurteilung Zone I oder Zone II 90
   Literatur 97

**10 Laserkoagulation oder Anti-VEGF: Welche
Behandlung ist besser?** 99
   Literatur. 102

Teil IV Laser-Photokoagulation

11 Technik der Laserkoagulation 107
   11.1 Instrumente für die Laserkoagulation 108
   11.2 Laserbehandlung Schritt für Schritt (Abb. 11.9, 11.10, 11.11,
      11.12, 11.13, 11.14, 11.15, 11.16, 11.17, 11.18 und 11.19) ... 110
   11.3 Zusammenfassung 118
   Literatur. 119

**12 Angiographiegestützte Laser-Photokoagulation
für Neugeborene und Kinder** 121
   12.1 Die Technik Schritt für Schritt (Abb. 12.1) 121

13 Unvollständige Laserkoagulation bei ROP 125
   13.1 Fallserienbericht. 125

Teil V Anti-VEGF-Injektion

14 Größe eines Neugeborenenauges 133
   Literatur. 135

15   Dosis der Anti-VEGF-Injektion bei Säuglingen................ 137
    15.1   Vergleich des Intraokularvolumens zwischen
            Säuglings- und Erwachsenenaugen...................... 137
    15.2   Dosis von intravitrealer Bevacizumab (Avastin) bei ROP..... 138
            15.2.1   Dosis von Bevacizumab in Fallserienstudien....... 138
            15.2.2   Ergebnisse einer Phase-1-Dosierungsstudie der
                     Pediatric Eye Disease Investigator
                     Group (PEDIG)............................ 139
            15.2.3   Praktische Probleme bei der Verwendung einer
                     niedrigeren Dosis Bevacizumab................. 140
    15.3   Dosis von Ranibizumab (Lucentis) für ROP.............. 141
            15.3.1   Vergleich alternativer Ranibizumab-Dosierungen
                     hinsichtlich Sicherheit und Wirksamkeit
                     bei Retinopathie der Frühgeborenen
                     (CARE-ROP) Studie [8]...................... 141
    Literatur... 141

16   Technik der Anti-VEGF-Injektion.......................... 143
    16.1   Allgemeine Richtlinien für intravitreale Injektionen......... 143
    16.2   Überlegungen vor der Injektion...................... 143
            16.2.1   Klinische Umgebung........................ 143
            16.2.2   Bilaterale Injektionen........................ 144
            16.2.3   Sedierung................................ 144
            16.2.4   Vorbestehende systemische/okulare
                     Erkrankungen............................. 144
    16.3   Intravitreale Injektionstechnik bei Säuglingen............. 145
            16.3.1   Pupillenerweiterung......................... 145
            16.3.2   Anästhesie................................ 145
            16.3.3   Antisepsis................................ 145
            16.3.4   Nadel und Spritze........................... 145
            16.3.5   Volumen der Medikation...................... 147
            16.3.6   Ort der Injektion........................... 147
            16.3.7   Wie man am Bett injiziert..................... 147
            16.3.8   Wie man im Operationssaal
                     mit dem Mikroskop injiziert................... 148
            16.3.9   Nach der Injektion.......................... 149
            16.3.10 Nachuntersuchungen........................ 149
    Literatur... 149

Teil VI   Versagen, Rezidiv und Nachsorge

**17   Rezidive und Komplikationen nach Laserkoagulation und
      Anti-VEGF-Behandlung**................................... 153
    17.1   Rezidiv/Reaktivierung nach Laserkoagulation............. 157
    17.2   Komplikationsrate für Laserkoagulation.................. 157
    Literatur... 158

18   Kombinierte Laser- und Anti-VEGF-Behandlung
     für Zone I ROP   159
     Literatur.   161

19   Rezidiv der ROP nach Anti-VEGF-Behandlung   163
     19.1   Einführung   163
     19.2   Klinischer Verlauf nach Anti-VEGF-Behandlung   163
     19.3   Inzidenz von Rezidiven   164
     19.4   Zeitpunkt des Rückfalls   164
     Literatur.   166

20   Fortbestehen der ROP-Erkrankung nach
     Laserkoagulation oder Anti-VEGF: Was tun?   167
     20.1   Behandlungsalgorithmus für ROP 3+ Krankheit
           für Behandlungszentren und Nicht-Behandlungszentren   168
     Literatur.   174

Teil VII   Chirurgie

21   Linsenschonende Vitrektomie (LSV) für
     ROP-Stadium 4A und B   177
     21.1   Physiologie des Neugeborenenauges   177
     21.2   Netzhautablösung sekundär zu ROP   178
     21.3   Zeitpunkt der Operation   178
     21.4   Anatomisches und funktionelles Ergebnis
           der Operation bei 4A- und 4B-Ablösung   179
     21.5   Operation   181
     21.6   Komplikationen   183
     21.7   FAQ   184
     21.8   Fallbericht Nr. 1: ROP Stadium 4 (Abb. 21.3, 21.4, 21.5, 21.6
           und 21.7)   185
     Weiterführende Literatur.   186

22   Episklerale Plombenchirurgie für ROP-Stadium 4A und 4B   187
     Literatur.   188

23   Posteriores Hyaloid-Kontraktionssyndrom   189
     Literatur.   190

24   Netzhautablösung Stadium 4A und 4B mit fibrovaskulären Mem-
     branen   191
     Literatur.   196

25   Stadium 5 ROP   197
     Weiterführende Literatur.   199

26   Visuelles Ergebnis von sehr frühgeborenen
     Neugeborenen im Alter von 6,5 Jahren   201
     Literatur.   203

Teil VIII   Fallserienberichte

27   Pädiatrische Retinale Erkrankungen 207
   27.1   Fallbericht Nr. 1: Neurofibromatose Typ 2
       (Abb. 27.1 und 27.2) 207
   27.2   Fallbericht Nr. 2: Persistierender hyperplastischer primärer
       Glaskörper (PHPV) (Abb. 27.3, 27.4 und 27.5) 208
   27.3   Fallbericht Nr. 3: FEVR (Abb. 27.6, 27.7, 27.8, 27.9, 27.10,
       27.11, 27.12, 27.13, 27.14, 27.15, 27.16, 27.17, 27.18, 27.19
       und 27.20) 210
   27.4   Fallbericht Nr. 4: Angeborene familiäre exsudative Vitreoreti-
       nopathie (FEVR) (Abb. 27.21, 27.22, 27.23 und 27.24) 217
   27.5   Fallbericht Nr. 5: Ist das FEVR und ROP = ROPER?
       (Abb. 27.25, 27.26, 27.27, 27.28, 27.29 und 27.30) 219
   27.6   Fallbericht Nr. 6: Incontinentia Pigmenti
       (Abb. 27.31, 27.32, 27.33, 27.34, 27.35, 27.36, 27.37,
       27.38, 27.39, 27.40 und 27.41) 222
   27.7   Fallbericht Nr. 7: Morning Glory-Syndrom
       (Abb. 27.42, 27.43, 27.44 und 27.45) 227
   27.8   Fallbericht Nr. 8: Mikrozephalie
       (Abb. 27.46, 27.47 und 27.48) 231
   27.9   Fallbericht Nr. 9: Coats-Krankheit
       (Abb. 27.49, 27.50, 27.51, 27.52 und 27.53) 232
   27.10 Fallbericht Nr. 10: Avastin- und Laserbehandlung für ROP-
       Zone I (Abb. 27.54, 27.55, 27.56, 27.57 und 27.58) 234
   27.11 Fallbericht Nr. 11: Lucentis-Behandlung für ROP-Zone I
       (Abb. 27.59, 27.60, 27.61, 27.62, 27.63 und 27.64) 237
   27.12 Fallbericht Nr. 12: Drei-Jahres-Nachbeobachtung
       nach ROP in Zone I und Behandlung mit 1× Lucentis
       (Abb. 27.65, 27.66, 27.67, 27.68, 27.69 und 27.70) 241
   27.13 Fallbericht Nr. 13: Siebenjährige Nachuntersuchung
       nach ROP in Zone I und Behandlung mit 1× Avastin
       (Abb. 27.71, 27.72 und 27.73) 244
   27.14 Fallbericht Nr. 14: Siebenjährige Nachuntersuchung
       nach ROP in Zone I und Behandlung mit 1× Avastin 246
   27.15 Fallbericht Nr. 15: Zwei-Jahres-Nachuntersuchung nach
       ROP in Zone I und Behandlung mit 1× Lucentis
       (Abb. 27.74 und 27.75) 247
   27.16 Fallbericht Nr. 16: Retinale Blutungen 8 Jahre nach
       chirurgischer Behandlung der ROP
       (Abb. 27.76, 27.77, 27.78, 27.79 und 27.80) 248
   27.17 Fallbericht Nr. 17: Verzögerte Behandlung von
       ROP Plus-Erkrankung (Abb. 27.81 und 27.82) 251
   Literatur. 252

28   Behandlungsversagen bei ROP-Erkrankungen   255

28.1   Fallbericht Nr. 18: 2× Rezidiv nach Laserbehandlung für
Zone I (Aggressive Posterior ROP) (Abb. 28.1 und 28.2)   255

28.2   Fallbericht Nr. 19: Vitrektomie bei Stadium 4A
Netzhautablösung (Abb. 28.4, 28.5, 28.6, 28.7,
28.8 und 28.9)   257

28.3   Fallbericht Nr. 20: Beidseitige Stadium 4A und
Stadium 4B Ablösung und Netzhaut-Redetachment
(Abb. 28.10, 28.11, 28.12, 28.13, 28.14, 28.15, 28.16,
28.17, 28.18 und 28.19)   261

28.4   Fallbericht Nr. 21: Vitrektomie bei ROP-Stadium 4b
mit flacher Ablösung und Exsudaten
(Abb. 28.20, 28.21, 28.22, 28.23 und 28.24)   262

28.5   Fallbericht Nr. 22: Laserkoagulation und Lucentis für
Stadium 4A Ablösung nach unzureichender Laserbehandlung
(Abb. 28.25, 28.26, 28.27, 28.28 und 28.29)   265

28.6   Fallbericht Nr. 23: Verzögerte Behandlung bei einem
22-Wochen-Neugeborenen
(Abb. 28.30, 28.31, 28.32, 28.33 und 28.34)   271

28.7   Fallbericht Nr. 24: Intravitreales Lucentis für ROP
Stadium 4A nach Kryo- und Laserbehandlung
(Abb. 28.35, 28.36, 28.37 und 28.38)   271

28.8   Fallbericht Nr. 25: Vitrektomie bei ROP-Stadium 4A   276

28.9   Fallbericht Nr. 26: Gescheiterte Vitrektomie bei
ROP-Stadium 4B (Abb. 28.40, 28.41, 28.42, 28.43,
28.44, 28.45 und 28.46)   277

29   Interessante Fallberichte zu ROP aus der Literatur   283

29.1   Sehr späte Reaktivierung von ROP nach intravitrealer
Bevacizumab-Injektion   283

29.2   Hartnäckige ROP bei Tetralogie von Fallot   284

29.3   Endophthalmitis nach intravitrealer Injektion zur
Behandlung von ROP.   285

29.4   Exsudative Netzhautablösung nach Laser-Photokoagulation
oder Anti-VEGF-Injektion bei ROP   286

29.5   IOP-Erhöhung nach intravitrealer Anti-VEGF-Injektion   287

29.6   Andere ungewöhnliche Reaktionen nach intravitrealer
Anti-VEGF-Injektion bei ROP   287

Literatur.   288

Abkürzungsverzeichnis

FA	Fluoreszenzangiographie
FEVR	familiäre exsudative Vitreoretinopathie
GA	Gestationsalter
LA	linkes Auge
LIO	Laser-indirekte Ophthalmoskopie
PHPV	persistierender hyperplastischer primärer Glaskörper
PMA	postmenstruelles Alter
RA	rechtes Auge
ROP	Retinopathia praematurorum (Retinopathie der Frühgeborenen)

Teil I
Pädiatrische Netzhauterkrankungen

Kapitel 1
Coats-Krankheit

1.1 Diagnose der Coats-Krankheit

1.1.1 Einführung

Die Coats-Krankheit ist eine idiopathische retinale Gefäßerkrankung, die sich durch retinale Teleangiektasien, Exsudation und exsudative Netzhautablösung auszeichnet. Im Jahr 1908 beschrieb George Coats erstmals Fallserien mit retinalen Teleangiektasien und massiver Exsudation [1]. Die Coats-Krankheit tritt am häufigsten bei Männern in den ersten oder zweiten Lebensjahrzehnten auf, kann jedoch in jedem Alter diagnostiziert werden. Die meisten Fälle sind einseitig, aber neuere Studien mit Weitwinkel-Fluoreszeinangiographie zeigten, dass subklinische Anomalien wie periphere Nichtperfusion in kontralateralen Augen häufig sind [2, 3]. Die klinischen Manifestationen der Coats-Krankheit sind sehr variabel und reichen von Teleangiektasien allein bis hin zum Phthisis bulbi.

1.1.2 Pathogenese

1.1.2.1 Histopathologie

Eine histologische Untersuchung an enukleierten Augen mit Coats-Krankheit zeigte Makrophageninfiltration und Cholesterin-Spalten im subretinalen Raum [4]. Es wurden auch retinale Gefäßanomalien nachgewiesen, einschließlich erweiterter Gefäße mit hyalinisierten Gefäßwänden [4]. Immunreaktivität für VEGF wurde in der abgelösten Netzhaut, im erweiterten Gefäß und in Makrophagen beobachtet, die das subretinale proliferative Gewebe infiltrieren [4]. VEGFR-2-Immunreaktivität wurde ebenfalls in Endothelzellen beobachtet, die sich in abnormalen retinalen Gefäßen und der inneren Schicht der abgelösten Netzhaut befinden, jedoch nicht in Makrophagen, die den subretinalen Raum infiltrieren [4].

1.1.3   Genetik

Frühere Studien berichteten von Mutationen in mehreren Genen, einschließlich *NDP* [5], *CRB1* [6], *TINF2* [7], *PANK2* [8], und *ABCA4* [9] bei Patienten mit Coats-Krankheit oder Coats-ähnlichem retinalem Phänotyp. Die genauen molekularen Mechanismen müssen jedoch noch aufgeklärt werden.

1.1.4   Klinische Merkmale

1.1.4.1   Fundus-Befunde [10– 12]

Retinale Gefäßteleangiektasien (Abb. 1.1 und 1.2) entwickeln sich am häufigsten in den unteren und temporalen Quadranten zwischen Äquator und Ora serrata [12]. Betroffene Gefäße zeigen unregelmäßige und aneurysmatische Erweiterungen. Gefäßleckagen aus den abnormalen Gefäßen führen zu lipidreicher Exsudation (Abb. 1.3 und 1.4) und fortschreitender Flüssigkeitsansammlung mit anschließender seröser Netzhautablösung (Abb. 1.5, 1.6 und 1.7) [11]. Makulaödem oder subretinale Flüssigkeit ist eine häufige Ursache für Sehstörungen.

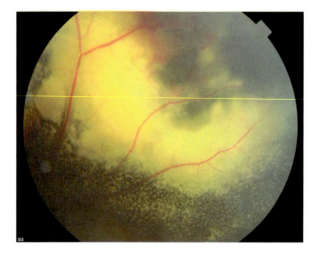

Abb. 1.1 Periphere telangiektatische Gefäße mit massiver Exsudation und Netzhautablösung

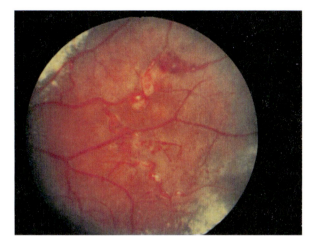

Abb. 1.2 Typischer Bereich der retinalen Telangiektasie ohne assoziierte Exsudation. (Nachdruck aus Shields et al. [12]. Copyright (2001), mit Genehmigung von Elsevier)

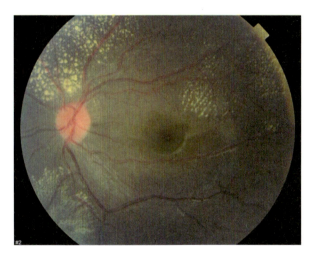

Abb. 1.3 Exsudate am hinteren Pol bei einem 8-jährigen Jungen mit Coats Krankheit

Retinale Pigmentepithelzellen, die proliferieren und in den subretinalen Raum wandern, können subretinale fibrotische Proliferation entwickeln [11].

Der Glaskörper bleibt normalerweise klar [11]. Vitreoretinale Traktion, Fibrose oder proliferative Vitreoretinopathie sind nicht häufig, aber es kann sich eine epiretinale Membran entwickeln [11].

In einer groß angelegten Fallserie (n = 150 Patienten) von Shields et al. im Jahr 2001 [10] betrug das mittlere Alter bei der Diagnose 5 Jahre. Von den 150 Patienten waren 114 (76 %) männlich und 142 (95 %) zeigten eine einseitige

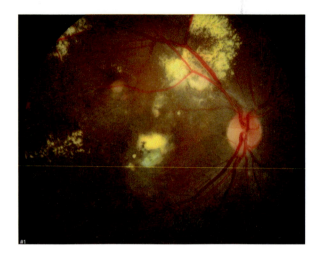

Abb. 1.4 Länger bestehende Exsudate am hinteren Pol bei Coats-Krankheit

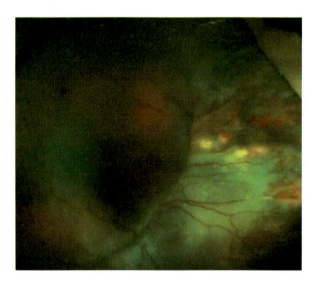

Abb. 1.5 Totale Netzhautablösung bei Coats-Krankheit

Beteiligung [10]. Die häufigsten Überweisungsdiagnosen waren Coats-Krankheit bei 64 (41 %) gefolgt von Retinoblastom bei 43 (27 %) Patienten [10]. Die Sehschärfe bei Vorstellung betrug 20/200 oder schlechter in 121 Augen (76 %) [10]. Die retinalen Teleangiektasien betrafen den mittleren oder peripheren Fundus in 98 % der Augen [10]. Retinale Exsudation war in sechs oder mehr Uhrzeiten in 115 Augen (73 %) vorhanden [10]. Eine totale Netzhautablösung wurde bei 74 Augen (47 %) und ein Neovaskuläres Glaukom bei 12 Augen (8 %) beobachtet [10].

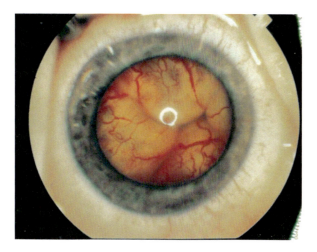

Abb. 1.6 Totale Netzhautablösung bei einem Patienten mit Coats-Krankheit. (Nachdruck aus Shields et al. [12]. Copyright (2001), mit Genehmigung von Elsevier)

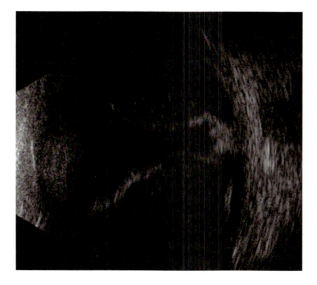

Abb. 1.7 B-Scan-Ultraschall der totalen Netzhautablösung bei einem 12-jährigen Jungen

1.1.5 Fluoreszenzangiographie

Weitwinkel-Angiographie Systeme wie RetCam (Natus) oder Ultra-widefield™ Netzhautbildgebungssysteme (Optos) sind für die Diagnose und Behandlung der Coats-Krankheit unerlässlich. Die angiographischen Merkmale der Coats-Krankheit umfassen Bereiche ohne Durchblutung, periphere teleangiektatische

Kapillaren und „Glühbirnen"-Aneurysmen, Gefäßleckagen und blockierte Fluoreszenz durch Exsudate (Abb. 1.8, 1.9, 1.10 und 1.11) [11]. Die Fluoreszein-Angiographie ist für die frühzeitige Erkennung von Gefäßanomalien, insbesondere bei Augen mit ausschließlich Teleangiektasien, unerlässlich.

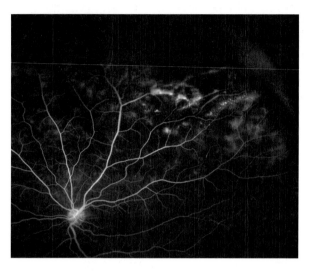

Abb. 1.8 Ultra-Weitwinkel-Fluoreszein-Angiographie zeigt erweiterte periphere Gefäße mit Leckage bei einem Patienten mit Coats-Krankheit

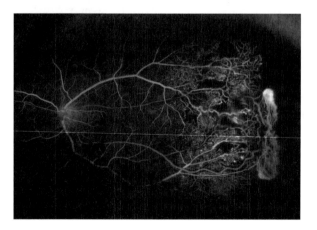

Abb. 1.9 Ultra-Weitwinkel-Fluoreszein Angiographie zeigt erweiterte periphere Gefäße und Nichtdurchblutung bei einem Patienten mit Coats-Krankheit

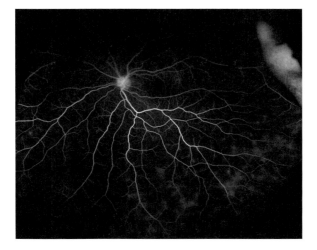

Abb. 1.10 Milde späte Leckage in normal aussehenden Gefäßen in der unteren Peripherie bei einem Patienten mit Coats-Krankheit

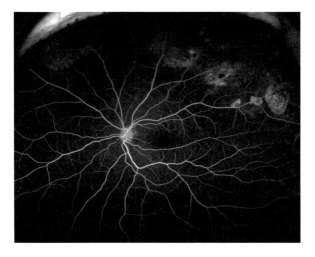

Abb. 1.11 Verringerte Leckage nach Kryotherapie bei einem Patienten mit Coats-Krankheit

1.1.6   Optische Kohärenztomographie (OCT)

Bei Coats-Krankheit ist OCT nützlich, um Makulaödeme und subretinale Flüssig-keit zu identifizieren und die Reaktion auf die Behandlung zu bewerten. Subretinale Flüssigkeit und Exsudat können bei Patienten mit Coats-Krankheit mit OCT sicht-bar sein (Abb. 1.12 und 1.13). Es sollte beachtet werden, dass bei Augen mit einer

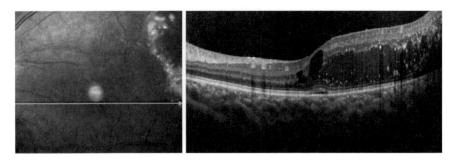

Abb. 1.12 SD-OCT zeigt Makulaödem und Exsudate bei einem Patienten mit Coats-Krankheit

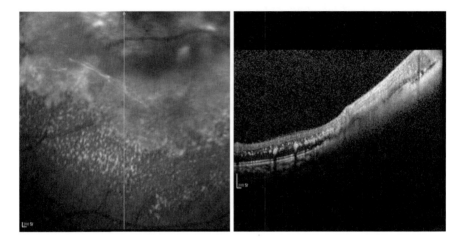

Abb. 1.13 SD-OCT zeigt intraretinale Lipideinlagerungen bei einem Patienten mit Coats-Krankheit

großen Menge an subretinaler Flüssigkeit die Menge der subretinalen Flüssigkeit, die auf OCT-Scans in sitzender Position aufgenommen wird, möglicherweise anders ist als in liegender Position aufgrund von Flüssigkeitsverschiebungen.

1.2 Klassifikation der Coats-Krankheit

1.2.1 Ein Klassifikationssystem

Shields et al. schlugen 2001 ein Klassifikationssystem für die Coats-Krankheit vor, basierend auf ihren klinischen Beobachtungen bei 150 aufeinanderfolgenden Patienten [10]. Ihr vorgeschlagenes Klassifikationssystem wird nun weit verbreitet

Tab. 1.1 Stadieneinteilung der Coats-Krankheit [10]

Stadium	Befunde
1	Nur retinale Teleangiektasie
2	Teleangiektasie und Exsudation
A	Extrafoveale Exsudation
B	Foveale Exsudation
3	Exsudative Netzhautablösung
A	Teilweise Ablösung 1. Extrafoveal 2. Foveal
B	Vollständige Ablösung
4	Vollständige Netzhautablösung; Glaukom
5	Fortgeschrittene Endstadium-Erkrankung

verwendet und ist sehr hilfreich bei der Auswahl von Behandlungsmethoden und der Vorhersage der Sehergebnisse (Tab. 1.1 und Abb. 1.14).

Augen mit Stadium 1-Erkrankung können entweder durch regelmäßige Nachuntersuchungen oder durch Laser-Photokoagulation behandelt werden [10]. Bei einer Stadium 1-Erkrankung ist die Wahrscheinlichkeit hoch, dass das Auge gerettet werden kann und die visuelle Prognose in der Regel günstig ist [10]. Allerdings ist eine Stadium 1-Erkrankung in der realen klinischen Praxis selten, wahrscheinlich aufgrund fehlender Symptome.

Augen mit Stadium 2-Erkrankung können durch Laser-Photokoagulation oder Kryotherapie behandelt werden, abhängig von Ausmaß und Lage der Erkrankung [10]. Im Stadium 2A ist die visuelle Prognose im Allgemeinen gut [10]. Augen mit Stadium 2B können in der Regel gerettet werden und die visuelle Prognose ist ziemlich gut [10]. Die visuelle Prognose von Augen mit einem dichten gelbgrauen Knötchen durch die foveale Exsudation ist in der Regel schlechter [10].

Augen mit Stadium 3A-Erkrankung können im Allgemeinen durch Photokoagulation oder Kryotherapie behandelt werden [10]. Einige der Patienten mit Stadium 3A1-Erkrankung (extrafoveale subtotale Netzhautablösung) in sitzender Position können in liegender Position subfoveale Flüssigkeit aufweisen (also Stadium 3A2). Selbst wenn die Netzhautablösung die Fovea betrifft, wird sie sich auflösen, wenn die Teleangiektasien behandelt werden [10]. Laser-Photokoagulation ist in Bereichen der Netzhautablösung weniger wirksam, und Kryotherapie ist in solchen Fällen oft vorzuziehen [10]. Levinson und Hubbard berichteten jedoch über gute anatomische Ergebnisse der 577 nm gelben Laser-Photokoagulation bei 16 Patienten, einschließlich 5 Patienten mit Stadium 3B-Erkrankung [13]. Patienten mit Stadium 3B mit bullöser Ablösung können eine chirurgische Behandlung benötigen (z. B. externe subretinale Flüssigkeitsdrainage).

Patienten, die mit einer Stadium 4-Erkrankung vorstellig werden, sind oft am besten durch Enukleation zu behandeln, um den schweren Augenschmerz zu lindern [10]. Patienten mit Stadium 5-Erkrankung haben im Allgemeinen ein blindes, aber schmerzfreies Auge und benötigen keine aggressive Behandlung [10].

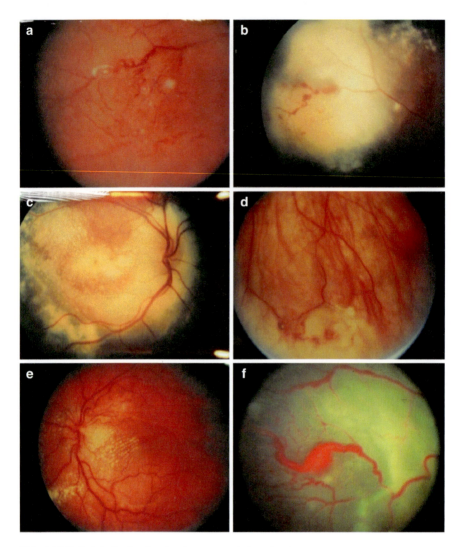

Abb. 1.14 Beispiele für Stadien der Coats-Krankheit. **a** Stadium 1, nur retinale Teleangiektasie.
b Stadium 2A, Teleangiektasie und extrafoveale Exsudation. **c** Stadium 2B, foveale Exsudation.
d Stadium 3A1, teilweise Netzhautablösung inferior, Fovea ausgespart. **e** Stadium 3A2, teilweise
Netzhautablösung, die sich unterhalb der Fovea erstreckt. **f** Stadium 3B, vollständige exsudative
Netzhautablösung. **g** Stadium 4, vollständige exsudative Netzhautablösung hinter der Linse bei
sekundärem Glaukom. **h** Stadium 5, fortgeschrittene Endstadium-Erkrankung mit chronischer
Entzündung, hinterer Synechie und Katarakt, sekundär zu langanhaltender Netzhautablösung.
(Nachdruck aus Shields et al. [12]. Copyright (2001), mit Genehmigung von Elsevier)

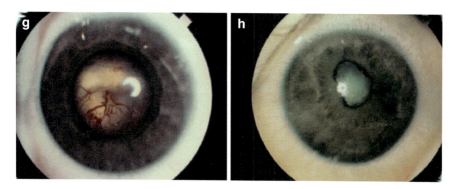

Abb. 1.14 (Fortsetzung)

Tab. 1.2 Visuelles Ergebnis nach Stadium der Coats-Krankheit

	Shields et al. [10]		Ong et al. [14]			
			1995–2005		2006–2015	
Stadium	% schlechtes Sehergebnis[a]	Anzahl der Augen	% schlechtes Sehergebnis[a]	Anzahl der Augen	% schlechtes Sehergebnis[a]	Anzahl der Augen
1	0	1				
2A	30	10	50	2	0	1
2B	86	7	67	3	33	3
3A1	70	25	80	5	70	10
3A2	70	23				
3B	94	37	100	5	100	3
4	100	18	100	1		0
5	100	3		0		0

[a] Schlechtes visuelles Ergebnis wurde definiert als BCVA von 20/200 oder schlechter

1.2.2 Stadium und Visuelles Ergebnis

Das Stadiensystem der Coats-Krankheit ist hilfreich bei der Auswahl der Behandlung und der Vorhersage der okulären und visuellen Ergebnisse. In einer Fallserienstudie mit 150 Patienten von 1975 bis 1999 war das visuelle Ergebnis im Allgemeinen schlecht [10]. Der Anteil der schlechten visuellen Ergebnisse (20/200 oder schlechter) war hoch bei Augen mit Stadium 2B bis 5 (Tab. 1.2). In jüngerer Zeit verglichen Ong et al. [14] das visuelle Ergebnis zwischen zwei Zeit-räumen (Jahrzehnt 1, 1995–2005 und Jahrzehnt 2, 2006–2015) und zeigten, dass (1) es einen Trend gab, dass die durchschnittliche initiale präsentierende VA für Jahrzehnt 1-Augen schlechter war als für Jahrzehnt 2-Augen; (2) von der ersten bis zur letzten Nachuntersuchung verschlechterte sich die durchschnittliche VA auch für Jahrzehnt 1-Augen, blieb jedoch für Jahrzehnt 2-Augen stabil; (3) am

Ende der Nachuntersuchung gab es einen Trend, dass die durchschnittliche VA für Jahrzehnt 1-Augen schlechter war als für Jahrzehnt 2-Augen; und (4) Jahrzehnt 2-Augen hatten eine höhere durchschnittliche Anzahl von Eingriffen pro Auge im Vergleich zu Jahrzehnt 1-Augen (Tab. 1.2). Zusammenfassend zeigte diese Studie, dass die frühere Präsentation der Erkrankung im Jahrzehnt 2 auf Verbesserungen in der Krankheitserkennung im Laufe der Zeit hindeutet, und es gab einen Trend, dass die Augen im Jahrzehnt 2 eine bessere endgültige VA hatten.

Literatur

1. Coats G. Forms of retinal diseases with massive exudation. Graefes Arhiv für Ophthalmologie. 1912;17:440–525.
2. Blair MP, Ulrich JN, Elizabeth Hartnett M, Shapiro MJ. Peripheral retinal nonperfusion in fellow eyes in coats disease. Retina. 2013;33:1694–9.
3. Jung EH, Kim JH, Kim SJ, Yu YS. Fluorescein angiographic abnormalities in the contralateral eye with Normal fundus in children with unilateral Coats' disease. Korean J Ophthalmol. 2018;32:65–9.
4. Kase S, Rao NA, Yoshikawa H, Fukuhara J, Noda K, Kanda A, Ishida S. Expression of vascular endothelial growth factor in eyes with Coats' disease. Invest Ophthalmol Vis Sci. 2013;54:57–62.
5. Black GC, Perveen R, Bonshek R, Cahill M, Clayton-Smith J, Lloyd IC, McLeod D. Coats' disease of the retina (unilateral retinal telangiectasis) caused by somatic mutation in the NDP gene: a role for norrin in retinal angiogenesis. Hum Mol Genet. 1999;8:2031–5.
6. Hasan SM, Azmeh A, Mostafa O, Megarbane A. Coat's like vasculopathy in leber congenital amaurosis secondary to homozygous mutations in CRB1: a case report and discussion of the management options. BMC Res Notes. 2016;9:91.
7. Gupta MP, Talcott KE, Kim DY, Agarwal S, Mukai S. Retinal findings and a novel TINF2 mutation in Revesz syndrome: clinical and molecular correlations with pediatric retinal vasculopathies. Ophthalmic Genet. 2017;38:51–60.
8. Sohn EH, Michaelides M, Bird AC, Roberts CJ, Moore AT, Smyth D, Brady AF, Hungerford JL. Novel mutation in PANK2 associated with retinal telangiectasis. Br J Ophthalmol. 2011;95:149–50.
9. Saatci AO, Ayhan Z, Yaman A, Bora E, Ulgenalp A, Kavukcu S. A 12-year-old girl with bilateral Coats disease and ABCA4 gene mutation. Case Rep Ophthalmol. 2018;9:375–80.
10. Shields JA, Shields CL, Honavar SG, Demirci H, Cater J. Classification and management of Coats disease: the 2000 Proctor Lecture. Am J Ophthalmol. 2001;131:572–83.
11. Sigler EJ, Randolph JC, Calzada JI, Wilson MW, Haik BG. Current management of Coats disease. Surv Ophthalmol. 2014;59:30–46.
12. Shields JA, Shields CL, Honavar SG, Demirci H. Clinical variations and complications of Coats disease in 150 cases: the 2000 Sanford Gifford Memorial Lecture. Am J Ophthalmol. 2001;131:561–71.
13. Levinson JD, Hubbard GB 3rd. 577-nm yellow laser photocoagulation for Coats disease. Retina. 2016;36:1388–94.
14. Ong SS, Buckley EG, McCuen BW 2nd, Jaffe GJ, Postel EA, Mahmoud TH, Stinnett SS, Toth CA, Vajzovic L, Mruthyunjaya P. Comparison of visual outcomes in Coats' disease: a 20-year experience. Ophthalmology. 2017;124:1368–76.

Kapitel 2
Norrie-Krankheit

2.1 Einleitung

Die Norrie Krankheit ist eine seltene X-chromosomal-rezessive Störung, die durch Mutationen des *NDP*-Gens verursacht wird, welches das Wnt-Signalweg-Protein Norrin kodiert. Patienten mit Norrie-Krankheit zeigen häufig Blindheit durch unvollständige Vaskularisierung, dysplastische Netzhaut und Netzhautablösung. Auch Hörverlust und geistige Behinderung sind bei Patienten mit Norrie-Krankheit häufig.

2.2 Genetik

NDP befindet sich auf Xp11.3. Die meisten Patienten haben pathogene Mutationen, die ein Cysteinrest in dem Cystein-Knoten-Motiv in Exon 3 betreffen [1, 2]. Viele Arten von pathologischen Varianten des *NDP*-Gens wurden mit der Norrie-Krankheit in Verbindung gebracht, einschließlich Missense, Null, Spleißstellen und Deletionen.

2.3 Okuläre Merkmale

Ophthalmische Manifestationen umfassen Leukokorie, retrolentale Fibroplasie, schwere Netzhautdysplasie und Netzhautablösung. Patienten mit Norrie-Krankheit zeigen Blindheit (keine Lichtwahrnehmung) mit beidseitiger Netzhautablösung bei Geburt oder kurz danach (meist bis 3 Monate) [3].

In einer retrospektiven Fallserie von Drenser et al. [2] zeigten Patienten mit Norrie-Krankheit ein ähnliches Netzhautbild mit dichtem Stielgewebe, globulärer

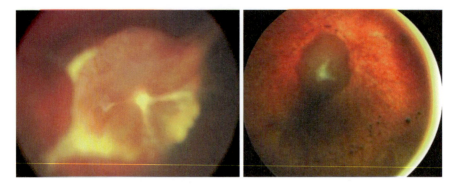

Abb. 2.1 Dysplastische Netzhäute, die die einzigartige Netzhautstruktur im Zusammenhang mit der Norrie-Krankheit zeigen. Beachten Sie die vaskularisierte dysplastische Netzhautmasse, die als „Kürbis"-Läsionen bezeichnet wird. (Nachdruck aus Drenser et al. [2]. https://journals.lww. com/retinajournal/Abstract/2007/02000/A_CHARACTERISTIC_PHENOTYPIC_RETINAL_ APPEARANCE_IN.16.aspx. Copyright (2007), mit Genehmigung von Wolters Kluwer Health, Inc.)

dystropher Netzhaut und peripherer avaskulärer Netzhaut mit pigmentären Veränderungen.

Walsh et al. [3] beschrieben grau-gelbe Massen (Pseudogliome), die aus fibrovaskulärem Material hinter der Linse bestehen und den normalen roten Reflex als „Kürbis"-Läsionen stören (Abb. 2.1).

Nicht-retinale okuläre Manifestationen umfassen Vorderkammer-Synechien, Katarakt, Hypoplasie der Iris, Hypotelorismus, Sklerokornea, Nystagmus, Ektopia lentis, flache vordere Kammer und so weiter [4].

2.4   Extraokuläre Merkmale

2.4.1   *Auditive Befunde*

Ein Knock-out-Mausmodell mit einer Ndp-Gen-Disruption deutet darauf hin, dass eine der HauptFunktionen von Norrin im Ohr darin besteht, die Interaktion der Cochlea mit ihrer Gefäßversorgung zu regulieren [5]. *NDP*-Mutationen mit anschließend defektem Norrin können zum fortschreitenden Verlust von Gefäßen in der Stria vascularis der Cochlea führen und zu sensorineuralem Hörverlust führen. Studien zeigten, dass fast alle Patienten schließlich einen gewissen Grad an Hörverlust erleiden werden [6, 7].

2.4.2 Neurologische Befunde

Smith et al. Studie an 56 Patienten mit IP zeigte, dass etwa ein Drittel der Patienten kognitive Beeinträchtigungen aufwiesen. Auch Verhaltensstörungen (wie Autismus) und chronische Anfallsleiden waren häufig [7].

2.4.3 Periphere Gefäßerkrankung

Smith et al. zeigten auch, dass 38 % der Norrie-Krankheitspatienten Probleme mit Krampfadern, venöser Stase Geschwüren und/oder erektiler Dysfunktion berichteten [7].

2.5 Behandlung

Patienten mit Norrie-Krankheit wird empfohlen, regelmäßige Nachunter-suchungen durchzuführen, auch wenn keine Lichtwahrnehmung besteht, um ein schmerzhaftes blindes Auge zu überwachen.

Es gibt keine standardisierte etablierte Behandlung für die Norrie-Krankheit. Laser-Photokoagulation und Vitrektomie wurden jedoch in einigen Fällen als nütz-lich berichtet.

Eine retrospektive Studie von 14 Jungen mit Norrie-Krankheit von Walsh et al. [3] im Jahr 2010 zeigte, dass eine frühe Vitrektomie (durchgeführt in den ersten 3–4 Monaten des Lebens) bei mindestens einem Auge bei 7 Patienten zumindest eine Lichtwahrnehmung bewahrte, 3 hatten keine Lichtwahrnehmung beidseitig, und Sehschärfe-Daten waren für 4 Patienten nicht verfügbar. Auch nur 2 von 24 Augen wurden phthisisch [3]. Die Autoren schlugen vor, dass die Freisetzung von Traktion auf der Netzhaut wahrscheinlich zumindest teilweise den Nutzen der Vitrektomie für die Norrie-Krankheit erklärt [3]. Sie vermuteten auch, dass Patienten mit vollständigen Netzhautablösungen dennoch für eine Vitrektomie in Betracht gezogen werden sollten, um die Entwicklung von Phthisis bulbi zu ver-hindern [3].

Im Jahr 2010 berichteten Chow et al. [8] über den ersten Fall von Laser-Photokoagulation an der avaskulären Netzhaut bei einem Neugeborenen, das in der 37. Woche geboren wurde. Die Mutter hatte in der 23. Schwangerschafts-woche eine pränatale Amniozentese zur fetalen genetischen Untersuchung durch-geführt [8]. Eine C520T (Nonsense)-Mutation wurde im NDP-Gen gefunden [8]. Nachdem die Untersuchung unter Narkose die Diagnose am ersten Lebenstag bestätigt hatte, wurde die Laser-Photokoagulation beidseitig auf die avaskuläre Netzhaut angewendet [8]. Eine vollständige Regression der extraretinalen fibrovaskulären Proliferation wurde 1 Monat nach der Laserbehandlung beobachtet und keine Netzhautablösung war bis 24 Monate aufgetreten [8].

Im Jahr 2014 berichteten Sisk et al. [9] über die erste geplante Frühgeburt eines Patienten mit einer pathogenen *NDP*-Mutation, die durch Amniozentese identifiziert wurde. Eine sofortige Laser-Photokoagulation bei 34 Wochen führte zur Regression der Neovaskularisation und zur Auflösung von Blutungen [9].

Diese beiden Fälle legen nahe, dass es möglicherweise eine Chance gibt, Augen mit Norrie-Krankheit mehrere Monate vor 40 Wochen PMA zu retten.

Literatur

1. Wu WC, Drenser K, Trese M, Capone A Jr, Dailey W. Retinal phenotype-genotype correlation of pediatric patients expressing mutations in the Norrie disease gene. Arch Ophthalmol. 2007;125:225–30.
2. Drenser KA, Fecko A, Dailey W, Trese MT. A characteristic phenotypic retinal appearance in Norrie disease. Retina. 2007;27:243–6.
3. Walsh MK, Drenser KA, Capone A Jr, Trese MT. Early vitrectomy effective for Norrie disease. Arch Ophthalmol. 2010;128:456–60.
4. From, https://rarediseases.info.nih.gov/diseases/7224/norrie-disease. Zugegriffen: 11 Nov 2018.
5. Rehm HL, Zhang DS, Brown MC, Burgess B, Halpin C, Berger W, Morton CC, Corey DP, Chen ZY. Vascular defects and sensorineural deafness in a mouse model of Norrie disease. J Neurosci. 2002;22:4286–92.
6. Halpin C, Owen G, Gutiérrez-Espeleta GA, Sims K, Rehm HL. Audiologic features of Norrie disease. Ann Otol Rhinol Laryngol. 2005;114:533–8.
7. Smith SE, Mullen TE, Graham D, Sims KB, Rehm HL. Norrie disease: extraocular clinical manifestations in 56 patients. Am J Med Genet A. 2012;158:1909–17.
8. Chow CC, Kiernan DF, Chau FY, Blair MP, Ticho BH, Galasso JM, Shapiro MJ. Laser photocoagulation at birth prevents blindness in Norrie's disease diagnosed using amniocentesis. Ophthalmology. 2010;117:2402–6.
9. Sisk RA, Hufnagel RB, Bandi S, Polzin WJ, Ahmed ZM. Planned preterm delivery and treatment of retinal neovascularization in Norrie disease. Ophthalmology. 2014;121:1312–3.

Kapitel 3
Incontinentia Pigmenti

Incontinentia pigmenti (IP), auch bekannt als Bloch-Sulzberger-Syndrom, ist eine seltene X-chromosomal dominante Störung, die Haut, Auge, Zentralnervensystem, Haare, Zähne und Nägel betrifft [1, 2]. Obwohl charakteristische Hautläsionen für die Diagnose entscheidend sind, sind Erblindung aufgrund von retinaler Gefäßverschluss mit Neovaskularisation und psychomotorische Retardierung die beiden schwerwiegendsten Komplikationen von IP.

3.1 Pathophysiologie und Genetik von IP

IP wird durch Mutationen in *IKBKG* (Inhibitor der Kernfaktor-Kappa-B-Kinase-Untereinheit Gamma) (früher als *NEMO* bezeichnet) auf Xq28 verursacht. Da IP eine X-chromosomal dominante Erkrankung ist, überleben betroffene männliche Feten normalerweise nicht, sodass die Mehrheit der Patienten (>90 %) mit IP weiblich sind [2]. Es wurden jedoch auch einige männliche Patienten berichtet: Sie sind schwerwiegender betroffen als ihre weiblichen Gegenstücke, mit einer signifikanten Häufigkeit von Geschlechtschromosomen-Aneuploidie [3]. IP hat eine hohe genetische Penetranz und variable phänotypische Expressivität. Die meisten Fälle sind sporadisch; IP ist nur in 10–25 % der Fälle familiär [2]. Unterschiede in der Expressivität können durch X-Inaktivierung (auch als Lyonisierung bezeichnet) bei Frauen erklärt werden.

IKBKG kodiert für das NEMO (nukleärer Faktor kß essentieller Modulator) Protein oder IKK-γ (Inhibitor der Kernfaktor-Kappa-ß-Kinase, Untereinheit Gamma). NEMO (oder IKK-γ) ist für die Aktivierung des Transkriptionsfaktors Kernfaktor Kappa B (NF-κB) erforderlich. NF-κB erhöht die Immunantwort und verhindert auch zellulären Apoptose. Daher führen Mutationen in IKBKG zu einer beeinträchtigten NF-κB-Aktivierung, die Zellen möglicherweise anfällig für Apoptose durch intrinsische Faktoren macht [2].

U. Spandau und S. J. Kim, *Pädiatrische Netzhauterkrankungen*, https://doi.org/10.1007/978-3-031-36876-9_3

Die häufigsten Mutationen bei IP sind eine große Deletion in den Exons (4 bis 10) des *IKBKG*-Gens, die zu einem Funktionsverlust und verminderter NF-κB-Aktivität führt [2]. Diese Mutation macht etwa 60–80 % der IP-verursachenden Mutationen aus [4]. Während die meisten Fälle von IP durch Frameshift- oder Nonsense-Mutationen verursacht werden, können einige nur einen teilweisen Verlust der NEMO- (oder IKK-γ-) Aktivität aufweisen [2].

3.2 Klinische Merkmale

3.2.1 Okuläre Manifestationen

Okuläre Manifestationen treten vom Neugeborenenalter bis zum frühen Säuglingsalter auf [1]. Okuläre Beteiligungen von IP-Patienten wurden in mehreren Studien mit unterschiedlicher Prävalenz berichtet, von 16 % bis 77 % [1]. Bei Patienten mit verdächtigem IP sollte frühzeitig eine Fundusuntersuchung durchgeführt werden. Mehr als die Hälfte der okulären Befunde gelten als sehbedrohend [2].

Retinale Anomalien bei Incontinentia pigmenti reichen von avaskulärer peripherer Retina bis hin zu Traktions- oder exsudativer Netzhautablösung. Periphere Avascularität ist ein Kennzeichen der retinalen Befunde bei IP. Progressiver retinaler Gefäßverschluss kann zu Neovaskularisation, Blutungen, fovealer Atrophie, makulären Gefäßaneurysmen, arteriovenösen Anastomosen und exsudativen oder Traktions-Netzhautablösungen führen [2].

Fluoreszein-Angiographie ist entscheidend für die Erkennung von avaskulärer Retina, retinaler Neovaskularisation und Leckage (Abb. 3.1, 3.2, 3.3 und 3.4). Auch

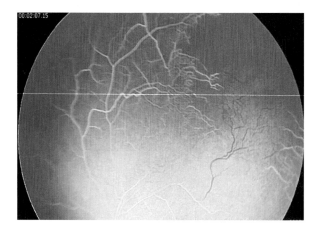

Abb. 3.1 Fluoreszein-Angiographie, die die abnormalen retinalen Gefäße und die verzögerte venöse Füllung zeigt. (Nachdruck aus O'Doherty et al. [9]. Copyright (2011) mit Genehmigung von BMJ Publishing Group Ltd)

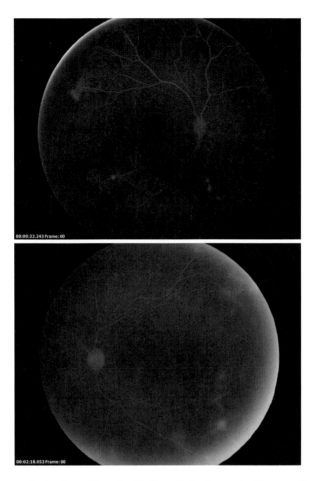

Abb. 3.2 Fluoreszein-Angiographie mit RetCam bei einem 6 Monate alten Baby mit Incontinentia pigmenti. (Mit freundlicher Genehmigung von J. Peter Campbell, MD, MPH am Oregon Health and Science University Casey Eye Institute, Portland, Oregon, USA)

makuläre Kapillar-Nonperfusion kann auftreten. Da retinale Befunde typischerweise vor dem Alter von 2 Jahren auftreten, benötigen die meisten Patienten eine Untersuchung unter Narkose, einschließlich retinaler Fotografie, Fluoreszein-Angiographie und OCT, wenn möglich. Die Fluoreszein-Angiographie kann jedoch mit einem kontaktlosen Ultra-Widefield-Netzhautbildgebungssystem mit oralem Fluoreszein ohne Narkose durchgeführt werden (Abb. 3.5 und 3.6) [5].

Nicht-retinale okulare Manifestationen umfassen Schielen, Nystagmus, Optikusatrophie, Katarakt, Uveitis, konjunktivale Pigmentierung, Hornhautepithel- und Stromakeratitis und Iris-Hypoplasie [2].

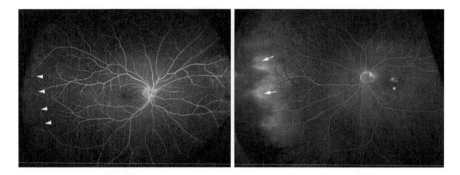

Abb. 3.3 Weitwinkel-Angiographie, die eine leichte Nichtperfusion temporal im rechten Auge (Pfeilspitzen) und nasale Nichtperfusion, arterio-venöse Schleifen und leichte späte Leckage (Pfeile) bei einem Patienten mit IP zeigt. (Nachdruck aus Chen et al. [6]. https://journals.lww.com/retinajournal/Abstract/2015/12000/VARIABLE_EXPRESSION_OF_RETINOPATHY_IN_A_PEDIGREE.23.aspx. Copyright (2015), mit Genehmigung von Wolters Kluwer Health, Inc)

3.2.2 Retinales Screening-Protokoll

Im Jahr 2000 schlugen Holmström und Thorén [8] den folgenden Überwachungsplan vor: Untersuchungen mit dilatierten Augen kurz nach der Geburt, monatlich für die ersten 4 Monate, alle 3 Monate bis zum 1. Lebensjahr, zweimal pro Jahr bis zum 3. Lebensjahr und dann jährlich während der gesamten Kindheit. Im Gegensatz dazu erwähnten O'Doherty et al. im Jahr 2011 [9], dass die Retina normal bleibt, wenn sie unter Narkose untersucht wird, sobald die Diagnose vollständig festgestellt wurde. Im Gegensatz dazu sollten, wenn die Retina bei der Geburt abnormal ist, frühzeitig Fluoreszein-Angiographien durchgeführt werden, um ischämische Bereiche zu identifizieren, und die retinalen Untersuchungen sollten häufig erfolgen, alle 2 Wochen für die ersten 3 Monate, dann monatlich für 6 Monate und danach alle 3 Monate für 1 Jahr.

3.3 Hautmanifestationen

Ein Ausschlag beginnend innerhalb weniger Monate nach der Geburt ist das häufigste erste Anzeichen. Hautläsionen treten bei fast allen IP-Patienten auf und gelten als nahezu pathognomonisch, wenn sie das spezifische Muster und die Progression zeigen [2]. Die Stadien der Hautveränderungen bei IP sind in Tab. 3.1 dargestellt. Diese Hautläsionen haben ein spezifisches Verteilungsmuster entlang der Blaschko-Linien, die Muster der dermalen Entwicklung während der Embryogenese sind.

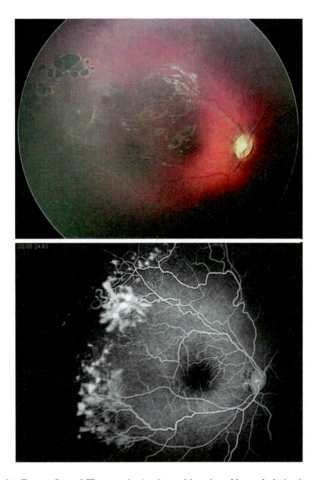

Abb. 3.4 Fundus Fotografie und Fluoreszein-Angiographie zeigen Neovaskularisation und vaskuläre Leckage bei einem 4-jährigen Mädchen mit IP. (Nachdruck aus Ranchod und Trese [7]. https:// journals.lww.com/retinajournal/Citation/2010/04000/Regression_of_Retinal_Neovascularization_ After.25.aspx. Copyright (2010), mit Genehmigung von Wolters Kluwer Health, Inc)

3.4   Neurologische Manifestationen

Neurologische Befunde sind bei etwa einem Drittel der IP-Fälle vorhanden. Die neurologischen Manifestationen von IP umfassen Krampfanfälle, spastische Lähmungen, motorische Retardierung und geistige Behinderung [2].

In einer systematischen Übersicht waren die häufigsten ZNS Arten von Anomalien Anfälle, motorische Beeinträchtigungen, geistige Behinderung und Mikrozephalie [10].

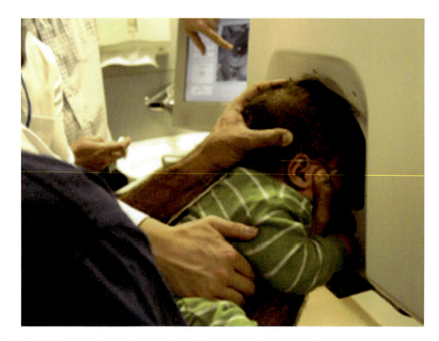

Abb. 3.5 Flying-Baby-Position zur Durchführung einer Fluoreszein-Angiographie in einer Büroumgebung mit einem ultraweitwinkligen kontaktlosen System und oralem Fluoreszein. (Nachdruck aus Patel et al. [5]. Copyright (2013), mit Genehmigung von Elsevier)

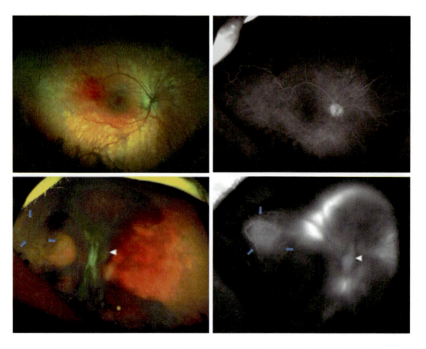

Abb. 3.6 Fluoreszein Angiographie in einer Büroumgebung mit einem ultraweitwinkligen kontaktlosen System und oralem Fluoreszein. (Nachdruck aus Patel et al. [5]. Copyright (2013), mit Genehmigung von Elsevier)

Tab. 3.1 Stadien der Hautveränderungen bei IP

Stadium	Hautveränderungen
1. Vesikulo-bullöses Stadium	Erythem und Blasenbildung
2. Verruköses Stadium	Hypertropher Ausschlag
3. Hyperpigmentiertes Stadium	Hyperpigmentierung
4. Atrophisches/ hypopigmentiertes Stadium	Hypopigmentierung und Alopezie

Tab. 3.2 Aktualisierte Diagnosekriterien für IP im Jahr 2014

Hauptkriterien	Nebenkriterien (stützende Beweise)	Bedingungen für die Feststellung der IP-Diagnose
Typische IP-Hautstadien entlang der Blaschko-Linien:	Zahnfehlbildungen	Kein Nachweis von IP bei einem weiblichen Verwandten ersten Grades:
	Okuläre Anomalien	Wenn genetische *IKBKG*-Mutationsdaten fehlen, sind mindestens zwei oder mehr Hauptkriterien oder ein Haupt- und ein oder mehrere Nebenkriterien erforderlich, um eine Diagnose von sporadischem IP zu stellen
Vesikulobullöses Stadium	CNS-Anomalien	
Verruköses Stadium	Alopezie	
Hyperpigmentiertes Stadium	Abnormales Haar (dünnes Haar, wolliges Haar, Anomalien der Augenbrauen und Wimpern)	
Atrophisches/ hypopigmentiertes Stadium	Abnormale Nägel	Im Falle einer bestätigten *IKBKG*-Mutation, die für IP typisch ist, ist jedes einzelne Haupt- oder Nebenkriterium für die IP-Diagnose ausreichend
	Palatinalanomalien	Nachweis von IP bei einem weiblichen Verwandten ersten Grades: Jedes einzelne Hauptkriterium oder mindestens zwei Nebenkriterien
	Brustwarzen- und Brustanomalien	
	Mehrere männliche Fehlgeburten	In allen Fällen unterstützen Eosinophilie und eine verzerrte X-Chromosomen-Inaktivierung die Diagnose
	Typische Hautpathohistologische Befunde	

Nachdruck aus Minić et al. [1]. Copyright (2013), mit Genehmigung von John Wiley and Sons

3.5 Andere Manifestationen

Zahnprobleme treten bei mehr als der Hälfte der betroffenen Personen auf [2]. Die häufigsten zahnmedizinischen Anomalien sind das Fehlen von Zähnen oder Formanomalien [2]. Alopezie, Nagelanomalien und Brustanomalien können ebenfalls vorhanden sein [2].

3.6   Diagnosekriterien für IP

Im Jahr 1993 wurden Diagnosekriterien für IP von Landy und Donnai fest-
gelegt [11]. Im Jahr 2014 schlugen Minić et al. aktualisierte Kriterien für IP
vor (Tab. 3.2) [1]. Sie schlugen als Hauptkriterien eine der Stadien der IP-Haut-
läsionen vor. Als aktualisierte IP-Nebenkriterien führten sie auf: zahnärztliche,
okuläre; zentrales Nervensystem, Haar-, Nagel-, Gaumen-, Brust- und Brust-
warzenanomalien; mehrere männliche Fehlgeburten und IP-pathohistologische
Befunde. Bei der Diagnose von IP können das Vorhandensein einer für IP
typischen *IKBKG*-Mutation und das Vorhandensein von Familienangehörigen mit
diagnostiziertem IP berücksichtigt werden.

Literatur

1. Minić S, Trpinac D, Obradović M. Incontinentia pigmenti diagnostic criteria update. Clin
   Genet. 2014;85:536–42. Epub 2013 July 21.
2. Swinney CC, Han DP, Karth PA. Incontinentia pigmenti: a comprehensive review and
   update. Ophthalmic Surg Lasers Imaging Retina. 2015;46:650–7.
3. Scheuerle AE. Male cases of incontinentia pigmenti: case report and review. Am J Med
   Genet. 1998;77:201–18.
4. Fusco F, Pescatore A, Bal E, Ghoul A, Paciolla M, Lioi MB, D'Urso M, Rabia SH,
   Bodemer C, Bonnefont JP, Munnich A, Miano MG, Smahi A, Ursini MV. Alterations of
   the IKBKG locus and diseases: an update and a report of 13 novel mutations. Hum Mutat.
   2008;29:595–604.
5. Patel CK, Fung TH, Muqit MM, Mordant DJ, Geh V. Non-contact ultra-widefield retinal
   imaging and fundus fluorescein angiography of an infant with incontinentia pigmenti without
   sedation in an ophthalmic office setting. J AAPOS. 2013;17:309–11.
6. Chen CJ, Han IC, Goldberg MF. Variable expression of retinopathy in a pedigree of patients
   with incontinentia pigmenti. Retina. 2015;35:2627–32.
7. Ranchod TM, Trese MT. Regression of retinal neovascularization after laser
   photocoagulation in incontinentia pigmenti. Retina. 2010;30:708–9.
8. Holmström G, Thorén K. Ocular manifestations of incontinentia pigmenti. Acta Ophthalmol
   Scand. 2000;78:348–53.
9. O'Doherty M, Mc Creery K, Green AJ, Tuwir I, Brosnahan D. Incontinentia pigmenti—
   ophthalmological observation of a series of cases and review of the literature. Br J
   Ophthalmol. 2011;95:11–6.
10. Minić S, Trpinac D, Obradović M. Systematic review of central nervous system anomalies in
    incontinentia pigmenti. Orphanet J Rare Dis. 2013;8:25.
11. Landy SJ, Donnai D. Incontinentia pigmenti (Bloch-Sulzberger syndrome). J Med Genet.
    1993;30:53–9.

Kapitel 4
Familiäre Exsudative Vitreoretinopathie

4.1 Einleitung

Familiäre exsudative Vitreoretinopathie (FEVR) ist eine seltene erbliche Vitreoretinalerkrankung, die sich durch retinale avaskuläre Bereiche, Neovaskularisation, traktive Netzhautablösung und Exsudation auszeichnet. Diese Befunde ähneln der Retinopathie der Frühgeborenen, aber die meisten Patienten mit FEVR haben keine Vorgeschichte von Frühgeburten. Daher wurde FEVR oft als „ähnlich der Retinopathie der Frühgeborenen, aber bei reifgeborenen Babys" beschrieben.

Im Jahr 1969 beschrieben Criswick und Schepens erstmals 6 Patienten (aus 2 Familien) mit FEVR.1 Sie beschrieben gestreckte Netzhautgefäße, Makulacktopie, periphere Gefäßneubildung, Exsudation und so weiter [1]. Im Jahr 1976 berichteten Canny und Oliver erstmals über Fluoreszeinangiographie-Befunde, einschließlich peripherer Nonperfusion bei FEVR-Patienten [2]. Im Jahr 1998 schlugen Pendergast und Trese ein 5-stufiges Klassifikationssystem basierend auf Fundusbefunden vor [3]. Im Jahr 2014 überarbeiteten Trese und Kollegen das klinische Stadiensystem basierend auf klinischen und angiographischen Merkmalen [4].

4.2 Pathophysiologie und Genetik

Die primäre Pathologie der FEVR ist eine abnormale retinale Gefäßentwicklung der peripheren Netzhaut, die durch Ischämie und retinale Neovaskularisation kompliziert ist. Abnormale retinale Neugefäße neigen zu Leckagen und Blutungen, mit anschließenden Blutungen, Exsudaten, Netzhautfalten, Netzhauttraktion und darauf folgender Netzhautablösung.

FEVR ist genetisch heterogen. FEVR wird als autosomal-dominant, autosomal-rezessiv oder X-chromosomal-rezessiv vererbt [5]. Mutationen in mehreren Genen wurden mit der Pathogenese von FEVR in Verbindung gebracht: Wnt-Signalweg-Gene, einschließlich *NDP, FZD4, LRP5,* und *TSPAN12,* wurden als mit FEVR assoziiert berichtet [5]. *FZD4* und *LRP5* kodieren für Proteine, die als Korezeptoren für Wnt-Proteine und Norrin (kodiert durch das *NDP*-Gen) wirken. FEVR-Patienten mit LRP5-Mutationen können Osteopenie und Osteoporose haben, und solche mit schweren NDP-Mutationen haben wahrscheinlich eine fortschreitende Taubheit und geistige Behinderung [5]. Darüber hinaus wurde *ZNF408* als neues kausales Gen von FEVR berichtet [6]. Der Knock-down von *znf408* in Zebrafischen zeigte, dass es wichtig für die retinale Vasculogenese ist [6]. Mutationen im *KIF11*-Gen wurden ebenfalls mit FEVR in Verbindung gebracht, mit oder ohne Mikrozephalie und geistige Behinderung [7–9].

4.3 Diagnose der familiären exsudativen Vitreoretinopathie

4.3.1 Klinische Merkmale

FEVR kann anhand von Fundusbefunden diagnostiziert werden. Darüber hinaus hat die Rolle der fluoreszeinangiographischen Untersuchung zugenommen. Das charakteristischste Merkmal von FEVR ist die periphere retinale Avasularität, am häufigsten in der temporalen Peripherie. In leichten Fällen verursachen diese peripheren retinalen Veränderungen keine Symptome. Mit fortschreitender Erkrankung können Exsudation und Neovaskularisation an der vaskulär-avaskulären Grenze entstehen. Diese Veränderungen können zu einer Netzhautfalte, ektoper Makula und Netzhautablösung führen (Abb. 4.1 und 4.2). In einer groß angelegten Studie von Ranchod et al. [10] zeigten 77 von 273 Augen (28 %) radiale Netzhautfalten. Die Mehrheit der Netzhautfalten erstreckte sich radial in den temporalen Quadranten, aber radiale Falten wurden in fast allen Quadranten beobachtet [10]. Die radialen Falten in der Netzhaut werden manchmal als „falciform" bezeichnet. Diese Falten stellen eines der klassischen Merkmale von FEVR dar. Weniger häufige Befunde sind sekundäre epiretinale Membranbildung (Abb. 4.3), periphere Retinoschisis, Glaskörperblutung, sekundäres Glaukom, retinale Kapillarangiom, zurückgehaltene hyaloide Gefäßreste und persistierende fetale Gefäßversorgung [5].

In mehreren klinischen Studien zu FEVR von Trese und Kollegen wurden die folgenden diagnostischen Kriterien für FEVR verwendet: (1) unvollständige periphere retinale Gefäßentwicklung, (2) Reif- oder Frühgeburt mit einem Krankheitsverlauf, der nicht mit ROP übereinstimmt, und (3) variable Grade von Nichtperfusion, vitreoretinaler Traktion, subretinaler Exsudation oder retinaler Neovaskularisation, die in jedem Alter auftreten können [4, 10, 11].

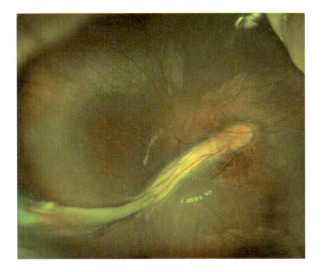

Abb. 4.1 Netzhautfalte mit Disc-Dragging bei FEVR

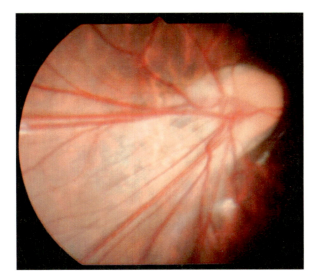

Abb. 4.2 Disc-Dragging bei FEVR

Es ist manchmal nicht einfach, FEVR von ROP zu unterscheiden. Klassischer-
weise sprechen eine positive Familienanamnese, eine Geburt zum errechneten
Termin und keine Sauerstofftherapie für FEVR. Im Gegensatz dazu sprechen
eine Frühgeburt und Sauerstoffsupplementierung für ROP. Es gibt jedoch einige
Säuglinge mit FEVR, die frühzeitig geboren wurden. Berrocal und Kollegen
berichteten über klinische und angiographische Befunde von 9 Frühgeborenen

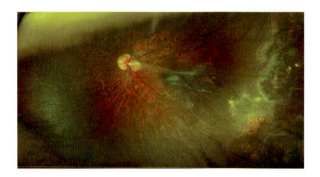

Abb. 4.3 Epiretinale Membran in einem Auge mit FEVR nach Kryotherapie

mit FEVR-ähnlichen Netzhautbefunden und schlugen ein neues Klassifikationssystem namens „ROPER" (ROP vs. FEVR) vor [12]. Die Autoren berichteten über
mehrere unterscheidende angiographische Merkmale von ROPER im Vergleich zu
typischem ROP. Bei Augen mit typischem ROP zeigten sich anormal verzweigte
Muster an der Gefäß-/avaskulären Grenze, einschließlich Verwicklungen oder
zirkumferenziellen Gefäßen, hyperfluoreszierenden Läsionen, fokaler Kapillar-
erweiterung, Neugefäßen und Fluoreszeinleckagen [12]. Im Gegensatz dazu
zeigten Augen mit FEVR knollige Gefäßenden, Kapillarausfall, venöse/venöse
Umgehung (nicht AV-Umgehung) und unregelmäßige Gefäßaussprossungen an
der Gefäß-/avaskulären Grenze (anstelle einer homogenen Gefäßfront in ROP)
[12]. Die Unterscheidung von FEVR von ROP ist wichtig, da FEVR eine fortschreitende Erkrankung ist und eine frühe Diagnose mit Behandlung entscheidend
ist, um eine schlechtere Sehprognose zu verhindern.

4.3.2 *Fluoreszein-Angiographie-Befunde*

Die Rolle der Weitwinkel-Fluoreszein-Angiographie (z. B. RetCam, Natus oder
Ultra-Widefield-Retinal-Imaging-Geräte, Optos) ist wichtig für die korrekte
Diagnose und Überwachung der Krankheitsaktivität bei FEVR (Abb. 4.4 und 4.5).
    Kashani et al. [4] beschrieben weitwinklige angiographische Befunde bei
87 FEVR-Patienten. In dieser Studie wurde ein breites Spektrum von angio-
graphischen Befunden berichtet, einschließlich anatomischer Veränderungen
(zentrale und periphere bulböse Gefäßenden mit oder ohne Fluoreszeinleckage,
arterielle Tortuosität, Leckage des Sehnervenkopfes, abnorme zirkumferenzielle
Gefäße in der äußersten Peripherie und Kapillaranomalien und Agenesie) und
funktioneller Veränderungen (verzögerter arteriovenöser Transit, verzögerte
oder fehlende Chorioidalperfusion und venöse-venöse Umgehung). Die Autoren
erwähnten, dass angiographische Leckagen, insbesondere an der Gefäß-Avaskular-
Grenze, eine sofortige Laserablation und genaue Beobachtung erfordern [4].

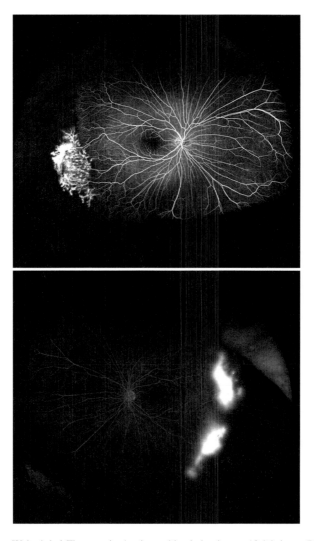

Abb. 4.4 Ultra-Weitwinkel-Fluoreszein-Angiographie bei einem 12-jährigen Patienten mit Stadium 2 FEVR. (Mit freundlicher Genehmigung von Dr. J. Peter Campbell, MD, MPH am Oregon Health and Science University Casey Eye Institute, Portland, Oregon, USA)

Ein erheblicher Anteil der asymptomatischen Familien-mitglieder von Patienten mit FEVR weist einen gewissen Grad an Erkrankung auf. Kashani et al. [11] untersuchten klinische und angiographische Befunde bei 57 Familien-mitgliedern von symptomatischen FEVR-Patienten in einer einzigen tertiären Überweisungspraxis für Vitreoretinal in den Vereinigten Staaten. Von 114 Augen bei 57 Probanden zeigten nur 21 % normale Befunde bei klinischen und angio-graphischen Untersuchungen. Davon zeigten 58 % klinische oder angiographische

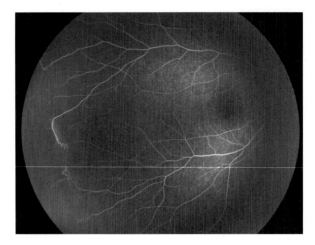

Abb. 4.5 Weitwinkel-Fluoreszein-Angiographie bei einem 10 Monate alten Patienten mit Stadium 1 FEVR

Stadium 1 oder 2 FEVR und 21 % zeigten Stadium 3, 4 oder 5 FEVR. Daher schlugen die Autoren vor, dass klinische und weitwinklige angiographische Untersuchungen bei Familienmitgliedern durchgeführt werden [11]. Dies kann hilfreich sein für die frühzeitige Erkennung von behandlungsbedürftigen Erkrankungen und die genetische Beratung.

4.3.3 OCT-Merkmale

Die Bewertung von FEVR Patienten mit OCT kann hilfreich sein für die Behandlung und das Verständnis von vitreoretinalen Beziehungen.

Shimouchi et al. [13] berichteten über zwei Fälle mit FEVR-Patienten und zeigten, dass SD-OCT eine perifoveale hintere Glaskörperablösung mit vitreofovealer Adhäsion und kleinen Ablagerungen aufwies, die als stabförmige Anhaftungen senkrecht zur parafovealen Fläche ohne intraretinale und subretinale Materialien unterhalb der hinteren hyaloiden Fläche erschienen, die auf der Fundusuntersuchung weißem Material entsprachen (Abb. 4.6).

Yonekawa et al. [14] untersuchten SD-OCT-Befunde bei 74 Augen von 41 FEVR-Patienten. Diese Studie zeigte ein breites Spektrum von Merkmalen: verschiedene Formen der hinteren hyaloidalen Organisation (von dünneren epiretinalen Membran-ähnlichen hyperreflektiven Schichten bis zu dickeren Trübungen), vitreomakuläre Traktion, vitreopapilläre Traktion, vitreofaltige Traktion, vitreolaser-Narbenadhäsion, verminderte foveale Kontur, persistierende fetale foveale Architektur, zystoides Makulaödem, intraretinale Exsudate und

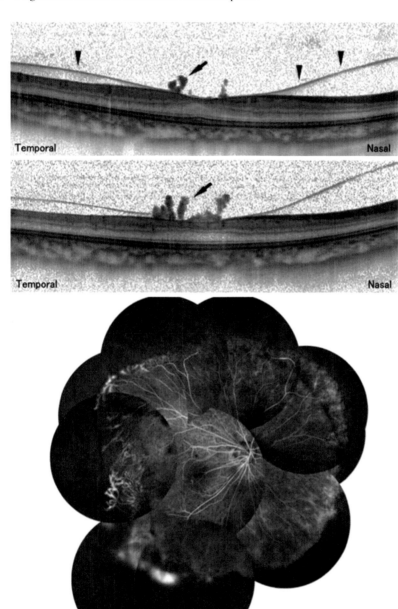

Abb. 4.6 SD-OCT und Fluoreszeinangiographie bei einem 14-jährigen Patienten mit FEVR. Beachten Sie die perifoveale PVD (Pfeilspitzen) und zahlreiche kleine Ablagerungen (Pfeile), die als stabförmige Anhaftungen senkrecht zur parafovealen Fläche ohne intraretinale und subretinale Materialien unterhalb der hinteren hyaloiden Fläche erscheinen. Die Fluoreszein-angiographie zeigt eine zirkumferenzielle periphere avaskuläre Fläche und periphere Neo-vaskularisation temporal. (Nachdruck mit Genehmigung von Springer Nature, Shimouchi et al. [13]. Copyright (2013))

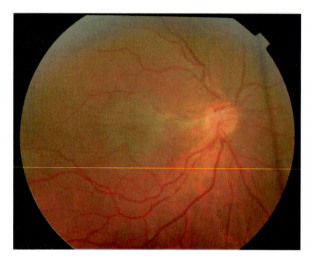

Abb. 4.7 SD-OCT zeigt die Bildung einer epiretinalen Membran in der Makula. (Nachdruck mit Genehmigung von Springer Nature, Gilmour [5]. Copyright (2015))

subretinale Lipidaggregation, trockene oder ödematöse radiale Falten und Störung der ellipsoiden Zone [14].

Diese OCT Befunde können hilfreich sein, um potenzielle Behandlungsziele wie epiretinale Membran, vitreomakuläre Traktion und Makulaödem zu identifizieren (Abb. 4.7). Darüber hinaus sind weitere Untersuchungen erforderlich, da eine abnormale foveale Entwicklung (Persistenz von inneren retinalen Schichten in der Fovea) möglicherweise mit der visuellen Prognose zusammenhängt.

4.4   Klassifikation der familiären exsudativen Vitreoretinopathie

Mehrere Klassifikationssysteme von FEVR wurden vorgeschlagen. Im Jahr 1980 schlug Laqua [15] ein 3-stufiges Stadiensystem vor. In Stadium 1 ist der Patient asymptomatisch und die gesamte Pathologie ist auf die periphere Netzhaut beschränkt [15]. Stadium 2 beschreibt eine periphere fibrovaskuläre Masse mit Ziehen der Strukturen des hinteren Pols [15]. In Stadium 3 sind Komplikationen vorhanden, die zu schwerem Sehverlust führen (z. B. totale RD) [15].

Im Jahr 1984 schlugen Miyakubo et al. [16] ein 5-stufiges System vor: Typ 1, einfacher Typ (avaskuläre Zone weniger als 2 Scheibendurchmesser in der Peripherie); Typ 2, bogenförmiger Typ (avaskuläre Zone mehr als 2 Scheibendurchmesser in der Peripherie); Typ 3, V-förmiger Typ (keilförmige avaskuläre Zone in der temporalen Peripherie); Typ 4, proliferativer Typ (retinale Neovaskularisation,

Tab. 4.1 Klinische und angiografische Klassifikation von FEVR

Stadium		Klinische Stadieneinteilung (vorgeschlagen im Jahr 1998)	Überarbeitete klinische und angiografische Stadieneinteilung (vorgeschlagen im Jahr 2014)
1		Avasculäre Netzhautperipherie ohne extraretinale Gefäßneubildung	Avasculäre Netzhautperipherie oder anomale intraretinale Gefäßneubildung
	1A		Ohne Exsudation oder Fluoreszeinleckage
	1B		Mit Exsudation oder Fluoreszeinleckage
2		Avasculäre Netzhautperipherie mit extraretinaler Gefäßneubildung	Avasculäre Netzhautperipherie mit extraretinaler Gefäßneubildung
	2A	Ohne Exsudat	Ohne Exsudation oder Fluoreszeinleckage
	2B	Mit Exsudat	Mit Exsudation oder Fluoreszeinleckage
3		Extramakuläre Netzhautablösung	Extramakuläre Netzhautablösung
	3A	Primär exsudativ	Ohne Exsudation oder Fluoreszeinleckage
	3B	Primär traktional	Mit Exsudation oder Fluoreszeinleckage
4		Makulaeinbeziehende Netzhautablösung	Makulaeinbeziehende Netzhautablösung
	4A	Primär exsudativ	Ohne Exsudation oder Fluoreszeinleckage
	4B	Primär traktional	Mit Exsudation oder Fluoreszeinleckage
5		Totale Netzhautablösung	Totale Netzhautablösung
	5A	Offener Trichter	Offener Trichter
	5B	Geschlossener Trichter	Geschlossener Trichter

Fluoreszeinleckage); und Typ 5, narbiger Typ (feste narbige Masse in der Pars plana und Traktions-, falciforme Netzhautablösung).

Im Jahr 1998 schlugen Pendergast und Trese ein 5-stufiges Klassifikationssystem basierend auf Fundusbefunden (Tab. 4.1) [3] vor. Dieses System basiert auf kritischen Befunden (Makulabeteiligung, Vorhandensein von Exsudation, exsudativ vs. traktional), die bei der Auswahl von Behandlungsmethoden wichtig sein können [3].

Im Jahr 2014 überarbeiteten Trese und Kollegen das klinische Stadiensystem auf der Grundlage klinischer und angiographischer Merkmale (Tab. 4.1) [4]. Basierend auf ihren Erkenntnissen, dass angiographisches Leckage ein Vorläufer für klinische Exsudation ist, modifizierten sie das Stadiensystem, um die angiographische Leckage einzubeziehen [4]. Außerdem schlugen sie vor, dass Augen mit Stadium 1B oder 2B sofortige Laserablation der undichten Läsion und der peripheren avaskulären Netzhaut erhalten sollten [4].

Literatur

1. Criswick VG, Schepens CL. Familial exudative vitreoretinopathy. Am J Ophthalmol. 1969;68:578–94.
2. Canny CL, Oliver GL. Fluorescein angiographic findings in familial exudative vitreoretinopathy. Arch Ophthalmol. 1976;94:1114–20.
3. Pendergast SD, Trese MT. Familial exudative vitreoretinopathy. Results of surgical management. Ophthalmology. 1998;105:1015–23.
4. Kashani AH, Brown KT, Chang E, Drenser KA, Capone A, Trese MT. Diversity of retinal vascular anomalies in patients with familial exudative vitreoretinopathy. Ophthalmology. 2014;121:2220–7.
5. Gilmour DF. Familial exudative vitreoretinopathy and related retinopathies. Eye (Lond). 2015;29:1–14. Epub 2014 Oct 17.
6. Collin RW, Nikopoulos K, Dona M, Gilissen C, Hoischen A, Boonstra FN, Poulter JA, Kondo H, Berger W, Toomes C, Tahira T, Mohn LR, Blokland EA, Hetterschijt L, Ali M, Groothuismink JM, Duijkers L, Inglehearn CF, Sollfrank L, Strom TM, Uchio E, van Nouhuys CE, Kremer H, Veltman JA, van Wijk E, Cremers FP. ZNF408 is mutated in familial exudative vitreoretinopathy and is crucial for the development of zebrafish retinal vasculature. Proc Natl Acad Sci U S A. 2013;110:9856–61.
7. Robitaille JM, Gillett RM, LeBlanc MA, Gaston D, Nightingale M, Mackley MP, Parkash S, Hathaway J, Thomas A, Ells A, Traboulsi EI, Héon E, Roy M, Shalev S, Fernandez CV, MacGillivray C, Wallace K, Fahiminiya S, Majewski J, McMaster CR, Bedard K. Phenotypic overlap between familial exudative vitreoretinopathy and microcephaly, lymphedema, and chorioretinal dysplasia caused by KIF11 mutations. JAMA Ophthalmol. 2014;132:1393–9.
8. Hu H, Xiao X, Li S, Jia X, Guo X, Zhang Q. KIF11 mutations are a common cause of autosomal dominant familial exudative vitreoretinopathy. Br J Ophthalmol. 2016;100:278–83.
9. Karjosukarso DW, Cremers FPM, van Nouhuys CE, Collin RWJ. Detection and quantification of a KIF11 mosaicism in a subject presenting familial exudative vitreoretinopathy with microcephaly. Eur J Hum Genet. 2018;26:1819–23. https://doi.org/10.1038/s41431-018-0243-y. (E-pub).
10. Ranchod TM, Ho LY, Drenser KA, Capone A Jr, Trese MT. Clinical presentation of familial exudative vitreoretinopathy. Ophthalmology. 2011;118:2070–5.
11. Kashani AH, Learned D, Nudleman E, Drenser KA, Capone A, Trese MT. High prevalence of peripheral retinal vascular anomalies in family members of patients with familial exudative vitreoretinopathy. Ophthalmology. 2014;121:262–8.
12. John VJ, McClintic JI, Hess DJ, Berrocal AM. Retinopathy of prematurity versus familial exudative vitreoretinopathy: report on clinical and angiographic findings. Ophthalmic Surg Lasers Imaging Retina. 2016;47:14–9.
13. Shimouchi A, Takahashi A, Nagaoka T, Ishibazawa A, Yoshida A. Vitreomacular interface in patients with familial exudative vitreoretinopathy. Int Ophthalmol. 2013;33:711–5.
14. Yonekawa Y, Thomas BJ, Drenser KA, Trese MT, Capone A Jr. Familial exudative vitreoretinopathy: spectral-domain optical coherence tomography of the vitreoretinal interface, retina, and choroid. Ophthalmology. 2015;122:2270–7.
15. Laqua H. Familial exudative vitreoretinopathy. Albrecht Von Graefes Arch Klin Exp Ophthalmol. 1980;213:121–33.
16. Miyakubo H, Hashimoto K, Miyakubo S. Retinal vascular pattern in familial exudative vitreoretinopathy. Ophthalmology. 1984;91:1524–30.

Kapitel 5
Retinopathie der Frühgeborenen (ROP)

Schwere Retinopathie der Frühgeburtlichkeit ist eine ernste Komplikation der neonatalen Intensivpflege für Frühgeborene. Die Krankheit wurde erstmals 1942 bei einem Frühgeborenen beschrieben. Zwischen 1941 und 1953 waren weltweit über 12.000 Babys betroffen, wie zum Beispiel der Soul-Musiker Stevie Wonder. Die Ursache für das schnelle Wachstum dieser Erblindungskrankheit war die vermehrte Verwendung von Inkubatoren für Frühgeborene. Sauerstoff wurde bis Ende der 1950er Jahre frei verabreicht, um Hirnschäden zu verhindern. Die schädlichen Auswirkungen von hohem Sauerstoff waren noch unbekannt.

Zwei Frauen, Kate Campbell aus Australien und Mary Crosse aus England, vermuteten, dass es die Sauerstofftoxizität war, die die Krankheit verursachte. Die Hypothese wurde schließlich durch eine umstrittene Studie in den USA [1] bestätigt. Die Studie umfasste zwei Gruppen von Babys. In einer randomisierten Art und Weise erhielt eine Gruppe die üblichen Sauerstoffkonzentrationen, während die andere Gruppe reduzierte Sauerstoffwerte erhielt. Die letztere Gruppe hatte eine signifikant niedrigere Inzidenz der ROP-Krankheit. Als Ergebnis wurden die Sauerstoffwerte in Inkubatoren gesenkt und folglich wurde die Epidemie innerhalb von 1 Jahr gestoppt.

5.1 Pathophysiologie der Frühgeborenenretinopathie (ROP)

Ein Tiermodell wurde entwickelt, das der Frühgeborenenretinopathie sehr ähnlich ist [2]. In diesem Tiermodell werden Mäuse von Tag 7 bis Tag 12 in einem Inkubator platziert und 75 % Sauerstoff (Hyperoxie) ausgesetzt (Abb. 5.1). Dann

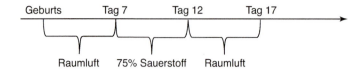

Abb. 5.1 Tiermodell der ROP. Mäuse sind in Raum luft von der Geburt bis zum 7. Tag nach der Geburt. Vom 7. bis zum 12. Tag nach der Geburt werden die Mäuse in einem Inkubator mit 75 % Sauerstoff platziert. Ab dem 12. Tag werden die Mäuse aus dem Inkubator entfernt und verbleiben in Raumluft, bis sie am 17. Tag geopfert und untersucht werden

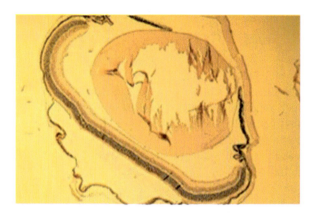

Abb. 5.2 Ein Mäuseauge nach Exposition gegenüber 75 % Sauerstoff. Beachten Sie die große Linse

werden die Mäuse aus dem Inkubator entfernt und Raumluft ausgesetzt. Die erneute Exposition gegenüber Raumluft entspricht Hypoxie. Nach 6–12 Stunden in Raumluft exprimieren die Augen übermäßige Mengen an VEGF. Die Immun-histologie zeigt, dass VEGF in der inneren Kernschicht von Mueller-Zellen exprimiert wird. Kurz darauf entwickeln sich retinale Neovaskularisationen (Abb. 5.2 und 5.3). Nach 26 Tagen gehen die VEGF-Spiegel zurück und die retinalen Neovaskularisationen nehmen ab.

Diese Ergebnisse beweisen, dass Hypoxie die VEGF Produktion auslöst. Und VEGF selbst reguliert retinale Proliferationen hoch. Diese pathophysiologische Kaskade kann blockiert werden, wenn am selben Tag, an dem die Mäuse in die Inkubatoren gelegt werden, eine intraokulare Injektion von VEGF erfolgt [3].

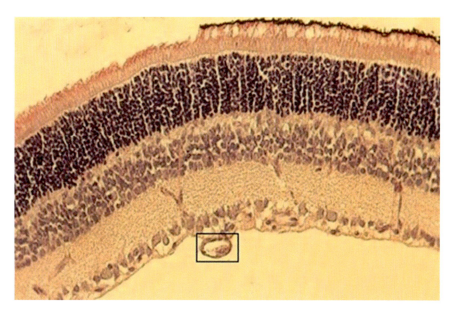

Abb. 5.3 Eine Mäuseretina nach Exposition gegenüber 75 % Sauerstoff. Das schwarze Kästchen umschließt eine retinale Proliferation

5.2   Klassifikation der ROP

5.2.1   Klassifikationssystem der Retinopathie der Frühgeborenen (ROP)

Im Jahr 1984 veröffentlichte eine internationale Gruppe von ROP-Experten ein Klassifikationssystem für ROP (Internationale Klassifikation der Retinopathie der Frühgeborenen; ICROP), das die Lokalisation der retinalen Beteiligung nach Zone, das Ausmaß der retinalen Beteiligung nach Uhrzeit, das Stadium oder die Schwere der Retinopathie an der Grenze der vaskularisierten und avaskulären Retina und das Vorhandensein oder Fehlen von Plus-Erkrankungen einschloss [4]. Das ursprüngliche ICROP erwähnte, dass „das vereinheitlichende Prinzip, das dieser Klassifikation zugrunde liegt, folgendes ist: Je weiter hinten die Erkrankung liegt und je größer die Menge des beteiligten retinalen Gefäßgewebes ist, desto schwerwiegender ist die Erkrankung." Das ursprüngliche ICROP wurde 1987 erweitert und 2005 aktualisiert [5, 6]. In der aktualisierten Version von ICROP im Jahr 2005 wurden mehrere Änderungen vorgenommen, einschließlich des Konzepts der aggressiven posterioren ROP (AP-ROP) und der Pre-Plus-Erkrankung [6]. In diesem Kapitel wird dieses Klassifikationssystem vorgestellt.

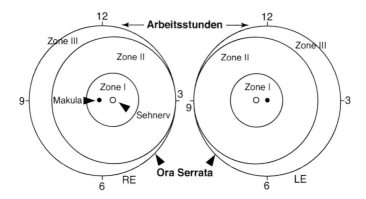

Abb. 5.4 Schema der Retina mit Darstellung der Zonengrenzen und Uhrzeiten, die zur Beschreibung der Lokalisation und des Ausmaßes der ROP verwendet werden. (Mit Genehmigung des International Committee for the Classification of Retinopathy of Prematurity [6] reproduziert. Copyright© (2005) American Medical Association. Alle Rechte vorbehalten)

5.2.2 Lokalisation und Ausmaß der Erkrankung

Um die Lokalisation der Erkrankung zu definieren, wurden 3 konzentrische Zonen beschrieben (Zone I, II und III). In Abb. 5.4 besteht Zone I aus einem Kreis, dessen Radius sich vom Zentrum der Sehnervenscheibe bis zum doppelten Abstand vom Zentrum der Sehnervenscheibe zum Zentrum der Makula erstreckt [6]. Der Bereich der Zone II erstreckt sich vom Rand der Zone I bis zur nasalen Ora serrata. Zone III ist der verbleibende retinale Bereich vor Zone II [6].

Bei der Verwendung einer 25- oder 28-Dioptrien-Linse während indirekter ophthalmoskopischer Untersuchungen wird durch Platzierung des nasalen Randes der Sehnervenscheibe am Rand des Gesichtsfeldes die Grenze der Zone I im temporalen Gesichtsfeld erreicht [6].

Das Ausmaß der Erkrankung wird in Stunden der Uhr (z. B. 5 Uhr Stunden extraretinaler fibrovaskulärer Proliferation) oder in 30°-Sektoren (Abb. 5.4) angegeben [6].

5.2.3 Stadium der ROP (Tab. 5.1)

Es gibt 5 Stadien, die zur Beschreibung der vaskulären Pathologie an der Grenze der vaskularisierten und avaskulären Retina verwendet werden (Abb. 5.5, 5.6, 5.7, 5.8, 5.9, 5.10 und 5.11) [6]. Da in einem Auge mehrere ROP-Stadien vorhanden sein können, basiert die Stadieneinteilung für das gesamte Auge auf dem schwersten Stadium.

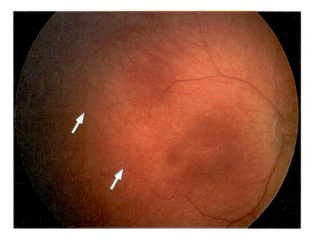

Abb. 5.5 Fundusfotografie zur Darstellung der unreifen retinalen Vaskularisation (Stadium 0). (Mit Genehmigung von International Committee for the Classification of Retinopathy of Prematurity [6]. Copyright© (2005) American Medical Association. Alle Rechte vorbehalten)

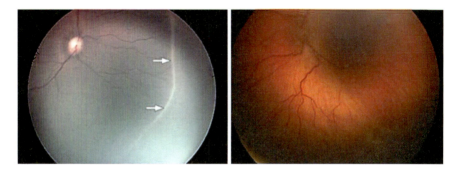

Abb. 5.6 Fundusfotografie zur Veranschaulichung der Demarkationslinie von Stadium 1. (Mit Genehmigung von International Committee for the Classification of Retinopathy of Prematurity [6]. Copyright© (2005) American Medical Association. Alle Rechte vorbehalten)

5.2.4   Plus-Erkrankung

Definiert als erhöhte venöse Dilatation und arterielle Tortuosität der hinteren Netzhautgefäße in mindestens 2 Quadranten des Auges (Abb. 5.12 und 5.13) [6]. Ein „+"-Symbol wird zur ROP-Stadiennummer hinzugefügt, um das Vorhandensein einer Plus-Erkrankung zu kennzeichnen (z. B. „Stadium 3+").

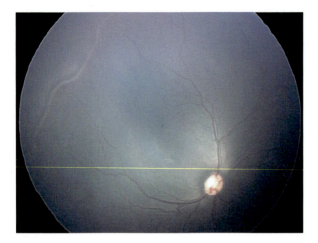

Abb. 5.7 Pigmentiertes Fundusfoto, das eine Retinopathie des Frühgeborenen im Stadium 2 an der Grenze zwischen vaskularisierter und avaskulärer Netzhaut zeigt. (Mit Genehmigung des International Committee for the Classification of Retinopathy of Prematurity [6] reproduziert. Copyright© (2005) American Medical Association. Alle Rechte vorbehalten)

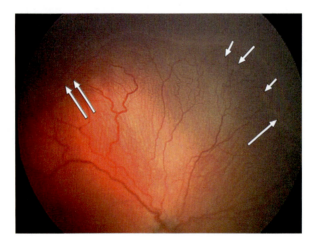

Abb. 5.8 Fundusfoto, das den Wall zwischen vaskularisierter und avaskulärer Netzhaut zeigt, der für die Retinopathie des Frühgeborenen im Stadium 2 charakteristisch ist (einzelner langer Pfeil). (Mit Genehmigung des International Committee for the Classification of Retinopathy of Prematurity [6] reproduziert. Copyright© (2005) American Medical Association. Alle Rechte vorbehalten)

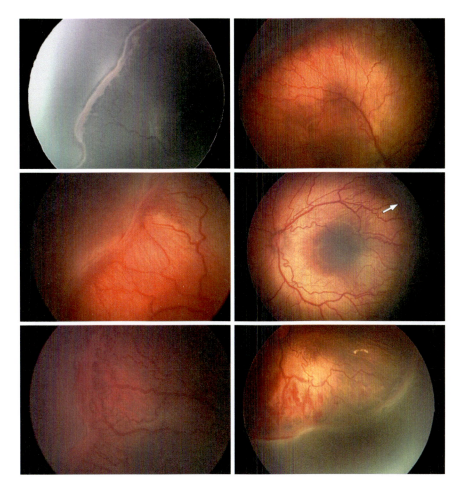

Abb. 5.9 Fundusfotos von leichter bis schwerer Retinopathie des Frühgeborenen (ROP) im Stadium 3. (Mit Genehmigung des International Committee for the Classification of Retinopathy of Prematurity [6] reproduziert. Copyright© (2005) American Medical Association. Alle Rechte vorbehalten)

5.2.5 Pre-Plus-Erkrankung

Definiert als Gefäßanomalien des hinteren Pols, die für die Diagnose einer Plus-Erkrankung nicht ausreichen, aber mehr arterielle Tortuosität und mehr venöse Dilatation als normal aufweisen (Abb. 5.14) [6].

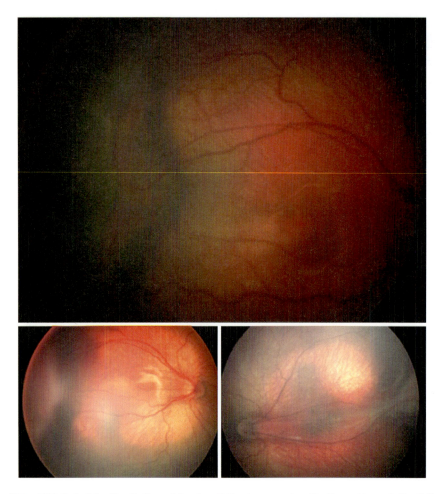

Abb. 5.10 Beispiele für Retinopathie des Frühgeborenen im Stadium 4A und B. (Mit Genehmigung des International Committee for the Classification of Retinopathy of Prematurity [6] reproduziert. Copyright© (2005) American Medical Association. Alle Rechte vorbehalten)

5.2.6   Aggressives posteriores ROP (AP-ROP)

AP-ROP ist eine schnell fortschreitende, schwere Form von ROP (Abb. 5.15), die sich durch eine hintere Lage, ausgeprägte Plus-Erkrankung und die unklare Natur der Retinopathie auszeichnet [6].

AP-ROP wird am häufigsten in Zone I beobachtet, kann aber auch in der hinteren Zone II auftreten. In der frühen Phase der AP-ROP-Entwicklung zeigen die hinteren Netzhautgefäße eine erhöhte Dilatation und Tortuosität, die nicht im Verhältnis zur peripheren Retinopathie steht [6]. Es können auch retinale Blutungen an der Grenze zwischen der vaskularisierten und avaskulären Retina auftreten. Außerdem durchläuft AP-ROP in der Regel nicht die klassischen Stadien 1–3.

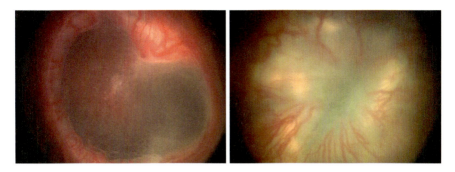

Abb. 5.11 Retinopathie des Frühgeborenen im Stadium 5. (Mit Genehmigung des International Committee for the Classification of Retinopathy of Prematurity [6] reproduziert. Copyright© (2005) American Medical Association. Alle Rechte vorbehalten)

Tab. 5.1 Stadieneinteilung von ROP [6]

Stadium	Beschreibung
1. Demarkationslinie	Dünne Struktur, die die avaskuläre Netzhaut anterior von der vaskularisierten Netzhaut posterior trennt
2. Wall	Entsteht im Bereich der Demarkationslinie, hat Höhe und Breite und erstreckt sich über die Ebene der Netzhaut Kleine isolierte Büschel von Neo-vaskularisationsgewebe können auf der Ober-fläche der Netzhaut hinter dieser Gratstruktur gesehen werden.
3. Extraretinale Fibrovaskuläre Proliferation (EFP)	Neovaskularisation erstreckt sich vom Wall in den Glaskörper
4. Teilweise Netzhautablösung	Extrafoveale (Stadium 4A) und foveale (Stadium 4B) teilweise Netzhautablösung
5. Totale Netzhautablösung	Im Allgemeinen traktional und gelegentlich exsudativ. Sie sind normalerweise trichter-förmig. Die Konfiguration des Trichters: offen oder eng/anterior oder posterior

5.3 Screening-Empfehlungen

Es gibt mehrere Screening-Leitlinien oder Empfehlungen. Die am häufigsten verwendete ist die Empfehlung der Vereinigten Staaten (USA). Die US-Empfehlungen wurden von der American Academy of Pediatrics Section on Ophthalmology, der American Academy of Ophthalmology, der American Association for Pediatric Ophthalmology and Strabismus und der American Association of Certified Orthoptists erstellt und zuletzt 2013 aktualisiert [7].

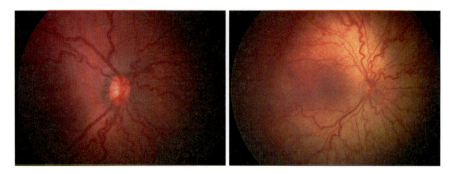

Abb. 5.12 Beispiele für Plus-Erkrankungen. (Mit Genehmigung des International Committee for the Classification of Retinopathy of Prematurity reproduziert [6]. Copyright© (2005) American Medical Association. Alle Rechte vorbehalten)

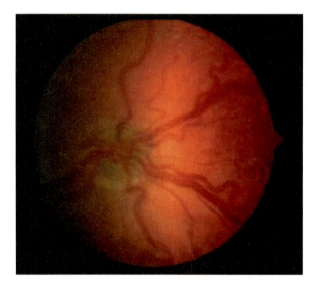

Abb. 5.13 Standard-Fundusfotografie der hinteren venösen Dilatation und arteriolären Tortuosität, die für Plus-Erkrankungen charakteristisch ist, vom ursprünglichen International Committee for the Retinopathy of Prematurity. (Mit Genehmigung des International Committee for the Classification of Retinopathy of Prematurity reproduziert [6]. Copyright© (2005) American Medical Association. Alle Rechte vorbehalten)

Die britische Leitlinie wurde von einer multidisziplinären Leitlinienent-wicklungsgruppe (GDG) des Royal College of Paediatrics & Child Health (RCPCH) in Zusammenarbeit mit dem Royal College of Ophthalmologists (RCOphth), der British Association of Perinatal Medicine (BAPM) und der Frühgeborenenhilfe BLISS im Jahr 2008 entwickelt [8].

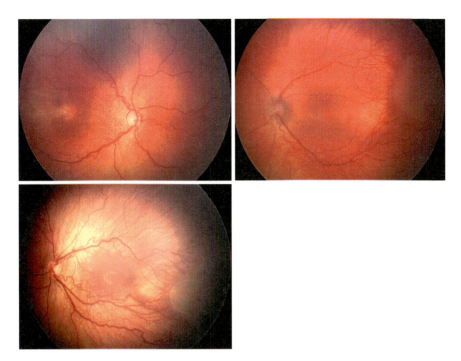

Abb. 5.14 Beispiele für Pre-Plus-Erkrankungen. (Mit Genehmigung des International Committee for the Classification of Retinopathy of Prematurity reproduziert [6]. Copyright© (2005) American Medical Association. Alle Rechte vorbehalten)

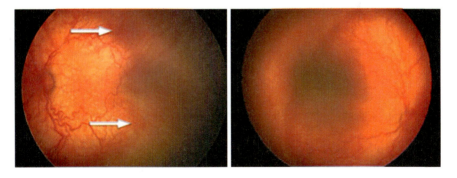

Abb. 5.15 Beispiele für aggressive posteriore Retinopathie der Frühgeborenen (AP-ROP). (Mit Genehmigung des International Committee for the Classification of Retinopathy of Prematurity reproduziert [6]. Copyright© (2005) American Medical Association. Alle Rechte vorbehalten)

Im Jahr 2015 wurden die neuseeländischen Empfehlungen im Auftrag der New Zealand Paediatric Ophthalmology Interest Group, des Newborn Network und der

Fetus and Newborn Special Interest Group der Paediatric Society of New Zealand
veröffentlicht [9].

1. **Welche Babys sollten untersucht werden?**
   Die Screening-Kriterien der 3 Richtlinien sind in Tab. 5.2 dargestellt. Die GA-
   und BW-Kriterien unterscheiden sich leicht zwischen den dreien. Die neuseeländischen Empfehlungen beschreiben den instabilen klinischen Verlauf im
   Detail (Tab. 5.2) [9].

2. **Wie man untersucht**
   Das ROP-Screening wird durch erweiterte indirekte ophthalmoskopische
   Untersuchungen mit einem Augenlidspekulum und Skleraldepression durchgeführt (Abb. 5.16). Sterile Instrumente werden verwendet, um jeden Säugling zu untersuchen, um mögliche Kreuzkontaminationen zu vermeiden. Um
   den Unbehagen zu minimieren, wird häufig ein topisches Anästhetikum wie
   Proparacain verwendet, und es kann auch die Verwendung von Schnullern,
   oraler Saccharose usw. in Betracht gezogen werden.

3. **Der Zeitpunkt des ersten Screenings**
   Der Zeitpunkt des ersten Screenings ist in allen 3 Richtlinien ähnlich (Tab. 5.3). Bei extrem frühgeborenen Säuglingen (d. h. vor der 25.
   Schwangerschaftswoche geboren) kann die erste Untersuchung, wenn möglich, vor der 31. Schwangerschaftswoche durchgeführt werden. Obwohl
   die US-Leitlinie die erste Untersuchung bei 31 Schwangerschaftswochen
   empfiehlt (Tab. 5.3), wird darauf hingewiesen, dass Säuglinge, die vor der 25.
   Schwangerschaftswoche geboren wurden, aufgrund der Schwere der Begleiterkrankungen für eine frühere Untersuchung in Betracht gezogen werden
   sollten (auch wenn dies vor der 31. Schwangerschaftswoche liegt, um eine
   frühere Identifizierung und Behandlung der aggressiven hinteren ROP zu
   ermöglichen, die in dieser extrem gefährdeten Population wahrscheinlicher
   ist) [7].

4. **Nachsorgeplan nach ersten Untersuchungen**
   Der nach US-Empfehlungen vorgeschlagene Nachsorgeplan ist in Tab. 5.4
   dargestellt. In ihren überarbeiteten Screening-Empfehlungen von 2013
   wurden häufigere Untersuchungen bei Augen mit posterior lokalisiertem
   Krankheitsbild (Zone I oder posteriore Zone II) empfohlen [7].

Im britischen Screening-Protokoll sollten die Mindestfrequenzen für das
Screening wöchentlich sein, wenn 1) die Gefäße in Zone I oder der posterioren
Zone II enden, oder 2) es eine Plus- oder Pre-Plus-Erkrankung gibt, oder 3) es ein
Stadium-3-Erkrankung in einer Zone gibt [8]. In allen anderen Fällen sollten die
Mindestfrequenzen für das Screening alle 2 Wochen betragen, bis die Kriterien für

Tab. 5.2 ROP-Screening-Kriterien

Richtlinien oder Empfehlungen	Kriterien
Vereinigte Staaten (2013) [7]	Alle Säuglinge mit einem Geburtsgewicht von ≤1500 g oder GA von 30 Wochen oder weniger (wie vom betreuenden Neonatologen definiert) Ausgewählte Säuglinge mit einem Geburtsgewicht zwischen 1500 und 2000 g oder GA von >30 Wochen mit instabilem klinischem Verlauf, einschließlich solcher, die kardiopulmonale Unterstützung benötigen und von ihrem betreuenden Kinderarzt oder Neonatologen als ROP-gefährdet eingestuft werden
Vereinigtes Königreich (2008) [8]	Alle Babys unter 32 Wochen GA (bis 31 Wochen und 6 Tage) oder weniger als 1501 g BW
Neuseeland (2015) [9]	Alle Säuglinge unter 30 Wochen Schwangerschaft oder weniger als 1250 g Geburtsgewicht Ausgewählte Säuglinge ≥1250 g und ≥30 Wochen mit instabilem klinischem Verlauf, die von ihrem betreuenden Neonatologen als hoch gefährdet eingestuft werden Die zu berücksichtigenden Zustände/Behandlungen umfassen, sind aber nicht beschränkt auf: *In utero* Hydrops, wenn Schwangerschaft unsicher; Grad 3/4 intraventrikuläre Blutung oder posthämorrhagischer Hydrozephalus; Schwere Sepsis; Behandlung mit Stickstoffmonoxid bei pulmonaler Hypertonie; Betroffene Zwillinge bei Zwillingstransfusion Längerer Zeitraum in hoher inspirierter Sauerstoffkonzentration

GA Gestationssalter, *BW* Geburtsgewicht

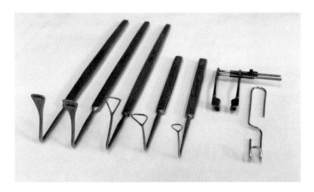

Abb. 5.16 Beispiele für ROP-Screening-Instrumente, einschließlich eines Augenlidspekulums und verschiedener Größen von Retraktoren (Morizane und Igarashi, INAMI, Tokio, Japan) zur Augapfelrotation und Skleraldepression

Tab. 5.3 Zeitpunkt der ersten ROP-Untersuchung in den Leitlinien der USA, Großbritanniens und Neuseelands

GA	Vereinigte Staaten (2013) [7]		Vereinigtes Königreich (2008) [8]	Neuseeland (2015) [9]
	PMA	CA	PMA (Woche)	
22	31	9	30–31	30–31 Wochen PMA
23		8		
24		7		
25		6		
26		5		4 Wochen CA
27		4	31–32	
28	32	4	32–33	
29	33	4	33–34	
30	34	4	34–35	
31			35–36	

GA Gestationsalter, *PMA* postmenstruelles Alter, *CA* chronologisches Alter

Tab. 5.4 Vorgeschlagener Nachsorgeplan nach US-Empfehlungen von 2013 [7]

	Zone I	Posteriore Zone II	Zone II	Zone III
Kein ROP	1 Woche oder weniger	1–2 Woche[a]	2 Woche	
Stadium 1	1 Woche oder weniger		2 Woche	2–3 Woche
Stadium 2	1 Woche oder weniger		1–2 Woche	2–3 Woche
Stadium 3		1 Woche oder weniger		
Eindeutig rückläufiges ROP	1–2 Woche		2 Woche	2–3 Woche
AP-ROP	1. Woche oder weniger			

[a] „1 Woche oder weniger" für unreife Netzhaut erstreckt sich in die posteriore Zone II, nahe der Grenze von Zone I

die Beendigung erreicht sind. Das britische Screening-Protokoll empfiehlt auch, dass alle Babys mit einer Gestationsdauer von <32 Wochen oder einem Geburtsgewicht von <1501 g ihre erste ROP-Screening-Untersuchung vor der Entlassung durchführen sollten.

In Neuseeland folgen Empfehlungen zur Nachsorge, das Timing der Nachsorge beträgt <1 Woche, wenn es frühe Anzeichen von möglichem AP-ROP gibt, 1 Woche, wenn es irgendein ROP in Zone I gibt, regredierendes ROP Zone I, unreife Vaskularisation in Zone I, Stadium 3 in Zone 2, Pre-Plus-Krankheit in einer Zone oder trübe Sicht der Netzhaut, und 2 Wochen, wenn es irgendein Stadium ROP außer Stadium 3 in Zone II gibt, regredierendes ROP Zone II, Stadium 1 oder 2 ROP in Zone III oder regredierendes ROP Zone III [9].

Im Vergleich zu den anderen beiden Leitlinien betonen die US-Empfehlungen häufige Untersuchungen bei Augen mit posterior lokalisiertem Krankheitsbild (z. B. 1 Woche oder weniger Intervall für unreife Retina, die sich in die hintere Zone II erstreckt, nahe der Grenze von Zone I) [7]. Die neuseeländischen Empfehlungen betonen die kurzfristige Nachsorge bei Augen mit möglichem AP-ROP [9].

Die britische Leitlinie erwähnte auch, dass „anerkannt wird, dass es klinische oder organisatorische Umstände geben kann, die die Einhaltung des Protokolls verhindern. In diesen Fällen sollten die Gründe dafür im medizinischen Protokoll des Babys klar angegeben werden und die Untersuchung sollte innerhalb einer Woche nach der beabsichtigten Untersuchung neu terminiert werden." [8]

5. **Wann die Untersuchungen zur akuten ROP-Phase abgeschlossen werden sollen**

   Die Beendigung der Untersuchungen zur akuten ROP-Phase der Netzhaut sollte auf der Grundlage von PMA und Befunden erfolgen (Tab. 5.5). Es sollte beachtet werden, dass „vollständige retinale Vaskularisation in unmittelbarer Nähe zur Ora serrata für 360°" für alle Fälle, die mit Bevacizumab-Monotherapie behandelt wurden, gemäß den US-Empfehlungen verwendet werden sollte [7].

Wichtige Punkte

- Ein gutes Screening ist für eine erfolgreiche Behandlung unerlässlich
- Ein schlechtes Screening führt zu einer schlechten Behandlung
- Untersuchen Sie die Neugeborenen in wöchentlichen Abständen bis zur Stufe 3
- Untersuchen Sie die Neugeborenen zweimal pro Woche, wenn Stufe 3 vorhanden ist
- Nachdem die Diagnose gestellt wurde, muss die Behandlung spätestens nach 72 Stunden durchgeführt werden.

Tab. 5.5 Kriterien für die Beendigung des ROP-Screenings

Leitlinien oder Empfehlungen	Kriterien
Vereinigte Staaten (2013) [7]	Zone-III-retinale Vaskularisation erreicht ohne vorheriges Zone-I- oder Zone-II-ROP
	Vollständige retinale Vaskularisation in unmittelbarer Nähe zur Ora serrata für 360° – das heißt, der normale Abstand, der in der reifen Retina zwischen dem Ende der Vaskularisation und der Ora serrata gefunden wird
	Postmenstruelles Alter von 50 Wochen und keine präschwellenkrankheit oder schlimmeres ROP vorhanden
	Regression von ROP
Vereinigtes König-reich (2008) [8]	Bei Babys ohne ROP besteht ein minimales Risiko, eine sehbedrohende ROP zu entwickeln, wenn die Vaskularisation in Zone III ausgedehnt ist, und die Augenuntersuchungen können gestoppt werden, wenn dies geschieht, normalerweise nach 36 abgeschlossenen Wochen post-menstruellen Alters
	Bei Vorliegen einer ROP kann das Screening auf fortschreitende aktive Erkrankung eingestellt werden, wenn bei mindestens 2 aufeinander-folgenden Untersuchungen eine der folgenden Regressionsmerkmale festgestellt wird:
	keine Zunahme der Schwere
	teilweise Auflösung, die auf eine vollständige Auflösung zusteuert
	Farbwechsel im Wall von lachsfarben zu weiß
	Überschreitung von Gefäßen durch die Demarkationslinie
	Beginn des Prozesses der Ersetzung von aktiven ROP-Läsionen durch Narbengewebe
Neuseeland (2015) [9]	Retinale Vaskularisation erreichte Zone 3 ohne vorheriges ROP
	Regressiertes ROP, entweder spontan oder nach Behandlung, angezeigt durch Entwicklung von einer aktivem rosafarbenem Wall zu einer trockenen weißen Walllinie, Entwicklung von laserinduziertem Narbengewebe und Überschreitung von Gefäßen über die Demarkations-linie
	PMA 45 Wochen ohne Typ-1-ROP

Literatur

1. Silverman WA. Chapter 8: The consequences of oxygen restriction. In: Retrolental fibroplasia: a modern parable. New York: Grune & Stratton; 1980. Zugegriffen: 21 Sept 2013.
2. Pierce EA, Avery RL, Foley ED, Aiello LP, Smith LE. Vascular endothelial growth factor/ vascular permeability factor expression in a mouse model of retinal neovascularization. Proc Natl Acad Sci U S A. 1995;92(3):905–9.
3. Alon T, Hemo I, Itin A, Pe'er J, Stone J, Keshet E. Vascular endothelial growth factor acts as a survival factor for newly formed retinal vessels and has implications for retinopathy of prematurity. Nat Med. 1995;1(10):1024–8.
4. An International Classification of retinopathy of Prematurity. The committee for the classification of retinopathy of prematurity. Arch Ophthalmol. 1984;102:1130–4.
5. An International Classification of Retinopathy of Prematurity. II. The classification of retinal detachment. The International Committee for the Classification of the late stages of retinopathy of prematurity. Arch Ophthalmol. 1987;105:906–12.

6. International Committee for the Classification of Retinopathy of Prematurity. The international classification of retinopathy of prematurity revisited. Arch Ophthalmol. 2005;123:991–9.

7. Fierson WM, American Academy of Pediatrics section on ophthalmology; American Academy of ophthalmology; American Association for Pediatric Ophthalmology and Strabismus; American Association of Certified Orthoptists. Screening examination of premature infants for retinopathy of prematurity. Pediatrics. 2013;131:189–95.

8. Wilkinson AR, Haines L, Head K, Fielder AR. UK retinopathy of prematurity guideline. Early Hum Dev. 2008;84:71–4.

9. Dai S, Austin N, Darlow B, New Zealand Paediatric Ophthalmology Interest Group; Newborn Network; Fetus and Newborn Special Interest Group; Paediatric Society of New Zealand. Retinopathy of prematurity: New Zealand recommendations for case detection and treatment. J Paediatr Child Health. 2015;51:955–9.

Teil II
Untersuchung

Kapitel 6
Fundusuntersuchung

6.1 Kleine Pupille

Es ist ein häufiges Problem, dass die Pupille des Neugeborenen zu Beginn einer Untersuchung oder chirurgischen Behandlung klein ist. Dieses Problem kann durch intensive Behandlung der Pupillen mit erweiternden Tropfen gelöst werden. Wir haben NIEMALS ein Auge erlebt, das nicht ausreichend für die Laserkoagulation erweitert war. Unser Tropfenalgorithmus ist wie folgt:

Eine Stunde vor der Operation tropfen wir das Neugeborene alle 15 Minuten mit Cyclopentolat + Phenylephrin, 0,5 % + 0,5 %. Bei Ankunft im Operationssaal wurde das Neugeborene 4 Mal getropft.

Wenn die Pupille immer noch zu klein ist, tropfen Sie das Auge JEDER Minute mit ALLEN pupillenerweiternden Tropfen, die Sie zur Verfügung haben: Tropicamid 0,5 %, Phenylephrin 10 %, Atropin 0,5 % und Cyclopentolat 1 %.

- Tropfen Sie in der ersten Minute Tropicamid 0,5 %.
- Tropfen Sie in der zweiten Minute Phenylephrin 10 %.
- Tropfen Sie in der dritten Minute Atropin 0,5 %.
- Tropfen Sie in der vierten Minute Cyclopentolat 1 %.
- und so weiter.

Nach maximal 20 Min wird die Pupille maximal erweitert sein.

6.2 Indirekte Binokulare Ophthalmoskopie

Die Untersuchung von ROP Neugeborenen wird mit einem binokularen indirekten Ophthalmoskop durchgeführt (Abb. 6.1). Es ist wichtig, diese Technik zur Untersuchung der Netzhaut zu beherrschen, bevor Sie mit der Laserphotokoagulation

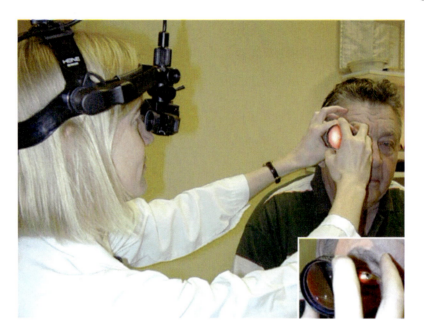

Abb. 6.1 Untersuchung eines Erwachsenen mit einem binokularen indirekten Ophthalmoskop

beginnen. Die Laserkoagulation mit binokularem indirektem Ophthalmoskop wird Laser Indirektes Ophthalmoskop (LIO) genannt.

Zuerst müssen Sie lernen, Erwachsene mit dem binokularen indirekten Ophthalmoskop zu untersuchen. Wenn Sie in der Lage sind, Erwachsene problemlos zu untersuchen, beginnen Sie, Neugeborene bei den wöchentlichen ROP-Untersuchungen zu untersuchen. Die Untersuchung eines Neugeborenen ist viel schwieriger (Abb. 6.2). Diese Ausbildung dauert etwa 12 Monate.

6.2.1 Untersuchungstechnik

Bei der indirekten Ophthalmoskopie wird die Linse nahe am Auge des Patienten gehalten (Abb. 6.1). Wenn Sie die Linsenstärke erhöhen (25D oder 30D), verringern Sie die Bildgröße, aber erhöhen das Gesichtsfeld (Abb. 6.3). Wenn Sie eine Linse mit geringerer Stärke (15D oder 20D) wählen, erhöhen Sie die Bildgröße, aber verringern das Gesichtsfeld. Die am besten geeigneten Linsen für die Untersuchung von ROP-Neugeborenen sind die 20D- und insbesondere die 25D-Linsen (Abb. 6.4). Bei der Untersuchung der Netzhaut eines Neugeborenen sehen Sie die zentrale Netzhaut, die als Zone I bezeichnet wird (Abb. 6.5). Die Hauptpathologien von ROP befinden sich jedoch auf der Höhe des Äquators (Zone II).

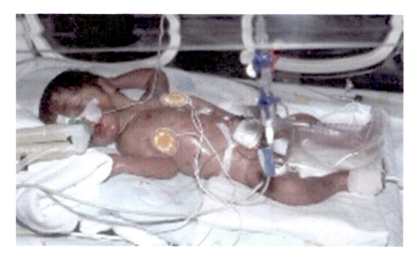

Abb. 6.2 Die Untersuchung eines ROP Neugeborenen ist viel schwieriger

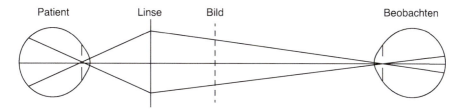

Abb. 6.3 Eine Darstellung der Strahlen bei der indirekten Ophthalmoskopie

Abb 6.4 20D- und
25D-Linsen sind die am
häufigsten verwendeten
Linsen für die ROP-
Untersuchung

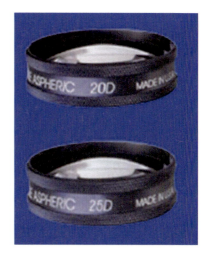

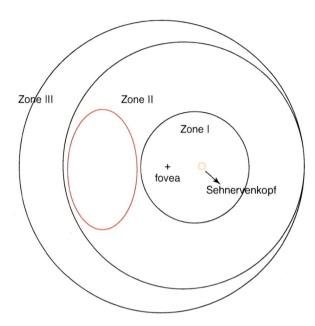

Abb. 6.5 Wenn Sie zentral in ein Neugeborenenauge schauen, sehen Sie die Zone I. Die pathologischen Veränderungen bei ROP treten jedoch in der Peripherie auf, meist im temporalen Teil von Zone II (roter Kreis). (Nachdruck aus, *Arch Ophthalmol.* 2005;123:991–9. mit Genehmigung)

Kapitel 7
Weitwinkel-Fundusfotografie

Fundus Bildgebung ist hilfreich für die Erkennung verschiedener Netzhauterkrankungen und die Überwachung des Krankheitsverlaufs bei kindlichen Netzhauterkrankungen, einschließlich Frühgeborenenretinopathie (ROP). Die Netzhautbildgebung ist bei jungen Kindern wie Neugeborenen aufgrund der kleinen Augapfelgröße, mangelnder Kooperationsbereitschaft, liegender Position usw. nicht einfach. Es gibt jedoch derzeit mehrere Funduskamerasysteme in vielen Ländern. Mehrere Arten von kommerziell erhältlichen Weitwinkelkameras sind in Tab. 7.1 aufgeführt. Neue Kamerasysteme kommen auf den Markt, sodass die Leser dieses Buches die aktuellsten Informationen zu den Kamerasystemen erhalten können, indem sie die Anbieter kontaktieren. Nicht alle Produkte sind in jedem Land erhältlich.

Tab. 7.1 Kommerziell erhältliche Funduskameras für Fundus Bildgebung bei sehr jungen Kindern, einschließlich Frühgeborenen

Produkt	RetCam	Panocam™	3nethra neo	Pictor plus	Icon
Anbieter	Natus Medical Inc.	Visunex Medical Systems, Inc.	Forus Health	Volk Optical, Inc.	Phoenix
Sichtfeld (Grad)	130	130	120	40	100
Handgehalten	+	+	+	+	+
Kontakt oder kontaktlos	Kontakt	Kontakt	Kontakt	Kontaktlos	Kontakt
Fluoreszenz- angiographie	+ (RetCam 3)	+ (Panocam Pro)	−	+	+
Portabilität	Mäßig (RetCam Shuttle)	Gut (Panocam LT)	Gut	Gut	−
Linse	Austausch- bare Linsen (30–130°)	130° und 80°			100° und 30°

U. Spandau und S. J. Kim, *Pädiatrische Netzhauterkrankungen*,
https://doi.org/10.1007/978-3-031-36876-9_7

7.1 RetCam 3 (Natus, https://newborncare.natus.com/ products-services/newborn-care-products/eye-imaging)

RetCam ist das erste kommerziell erhältliche digitale Weitwinkel-Fundus-Bild-gebungssystem, das weltweit am häufigsten für Säuglinge eingesetzt wird (Abb. 7.1). RetCam-Systeme werden seit langem in der klinischen Praxis und der ROP Vorsorgeuntersuchung, einschließlich Telemedizin-Studien und Bildanalyse-

Abb. 7.1 RetCam3 Gerät

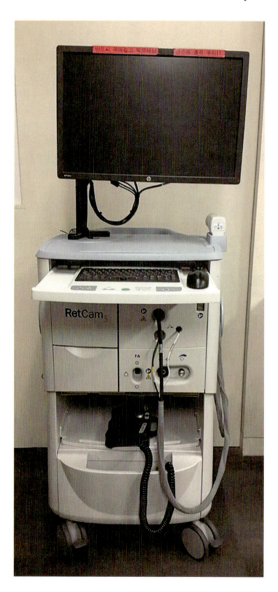

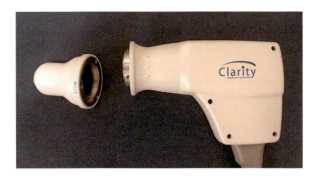

Abb. 7.2 Ein RetCam3 Handstück. Die Linse ist austauschbar

studien, eingesetzt. Retcam ist ein handgehaltenes Kontakt-Funduskamerasystem mit austauschbarer Linse (30–130°) (Abb. 7.2). Die Retinalbildgebung kann im Video- oder Standbildmodus erfolgen. Einige ROP-Experten bevorzugen das Aufnehmen eines Videos und das Erfassen von Standbildern während der Überprüfung des Videos. Es verfügt auch über eine Überprüfungssoftware für eine einfache Überprüfung und einen Vergleich zwischen Untersuchungssitzungen. RetCam Shuttle ist ein kompaktes Modell ohne Fluoreszenzangiographie-Fähigkeit. RetCam Shuttle ist günstiger als RetCam 3, hat aber eine bessere Portabilität.

Um Fundusbilder zu erhalten, wird ein Kopplungsgel auf die Hornhautoberfläche aufgetragen, nachdem eine lokale Betäubung erfolgt ist, und das Linsenstück wird auf die Hornhaut gelegt. Der Fotograf kann das Linsenstück bewegen, während er auf den Computerbildschirm schaut, um Fotos von interessanten Netzhautbereichen aufzunehmen. Der Fotograf kann Helligkeit und Fokussierung mit einem Fußpedal einstellen.

Beispiele für Farb-Fundusfotografien mit RetCam3 bei Frühgeborenen sind in Abb. 7.3 und 7.4 dargestellt.

7.2 PanoCam™ (Visunex, http://visunex.com/products/panocam-lt/)

In jüngster Zeit wurden in vielen Ländern mehrere Weitwinkel-Funduskameras kommerziell erhältlich. PanoCam™ ist eine der neuen Kameras. PanoCam™ ähnelt RetCam (gleiches Sichtfeld usw.), hat jedoch einige besondere Merkmale. Das auffälligste Merkmal ist das Handstück. Auf dem Handstück befindet sich ein Bildschirm, der es dem Fotografen ermöglicht, das Echtzeit-Fundusbild leicht zu betrachten. Außerdem ist das Handstück kabellos. Die HiMag™ 80° Linse kann für eine höhere Vergrößerung verwendet werden.

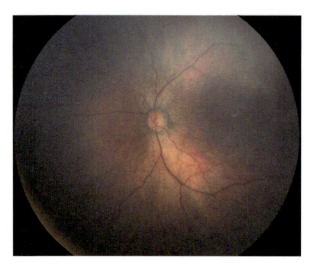

Abb. 7.3 Eine Fundus-Fotografie, aufgenommen mit RetCam3. Dies ist eine auf die Sehnerven-papille zentrierte Aufnahme zur Beurteilung der Plus-Erkrankung bei ROP

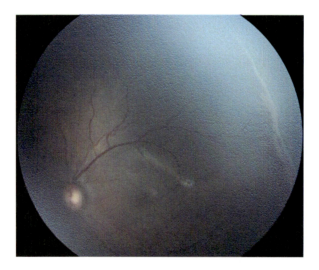

Abb. 7.4 Eine Fundus-Fotografie, aufgenommen mit RetCam3. Dies zeigt eine extraretinale fibrovaskuläre Proliferation in der temporalen Mittelperipherie

7.3　3nethra neo (Forus, http://www.forushealth. com/3nethra-neo.html)

3nethra neo ist ein tragbares und kompaktes Weitwinkel-Digitalbildgebungssystem mit einer 120°-Sichtfeldlinse (Abb. 7.5). Standbilder und Serienbildaufnahmen können aufgenommen werden.

Beispiele für Farb-Fundusfotografien mit 3nethra neo sind in den Abb. 7.6 und 7.7 dargestellt.

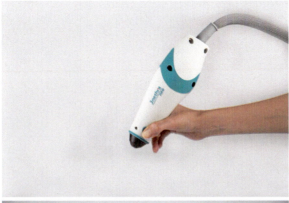

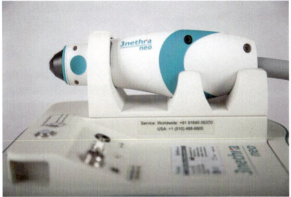

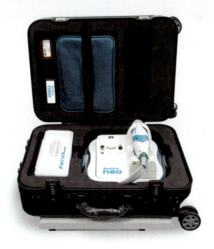

Abb. 7.5 3nethra neo. (Fotos mit freundlicher Genehmigung von Forus Health)

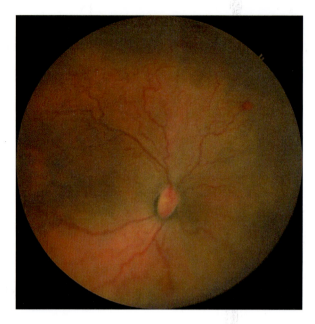

Abb. 7.6 Eine Fundusfotografie, die Plus-Krankheit bei ROP zeigt. (Mit freundlicher Genehmigung von Forus Health)

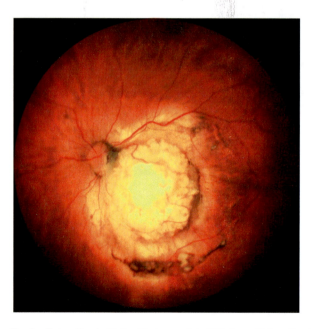

Abb. 7.7 Eine Fundus-Foto, die ein Retinoblastom zeigt. (Mit freundlicher Genehmigung von Forus Health)

7.4 Pictor (Volk, https://volk.com/index.php/volk-products/ophthalmic-cameras/volk-pictor-plus-digital-ophthalmic-imager.html)

Pictor ist ein tragbares, kontaktloses digitales Fundus Kamerasystem (Abb. 7.8). Obwohl das Sichtfeld nicht groß ist (40°), ist Pictor einfach zu bedienen in ambulanten Kliniken sowie in Neugeborenen-Intensivstationen (Abb. 7.9).

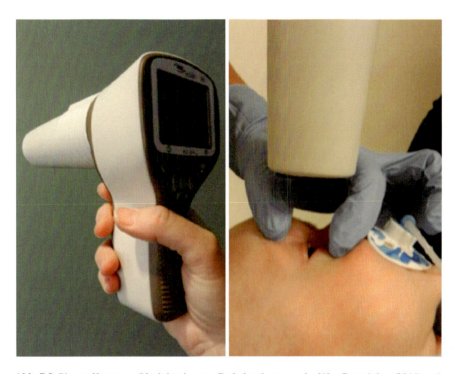

Abb. 7.8 Pictor Kamera. (Nachdruck aus Prakalapakorn et al. [1]. Copyright (2014) mit Genehmigung von Elsevier)

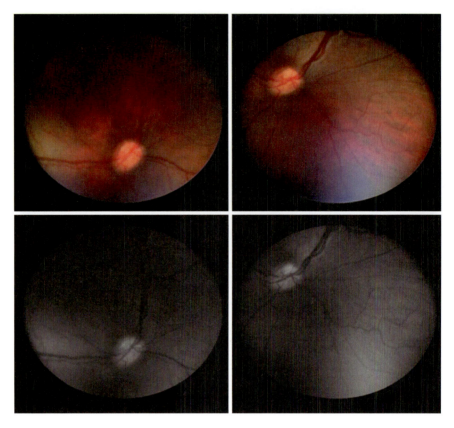

Abb. 7.9 Fundus Bilder von Pictor Kamera. (Nachdruck aus Prakalapakorn et al. [1]. Copyright (2014) mit Genehmigung von Elsevier)

7.5   Icon (Phoenix, http://phoenix-clinical.com/)

Icon ist eine neue Weitwinkel (Sichtfeld, 100°) digitale Funduskamera mit Fluoreszein-Angiographie-Fähigkeit (Abb. 7.10 und 7.11). Laut Hersteller profitieren dunkel pigmentierte Retinas von der Phoenix Direct Illumination™, die für hochauflösende und kontrastreiche Bilder entwickelt wurde und gleichzeitig Streulicht am Rand des Sichtfelds reduziert.

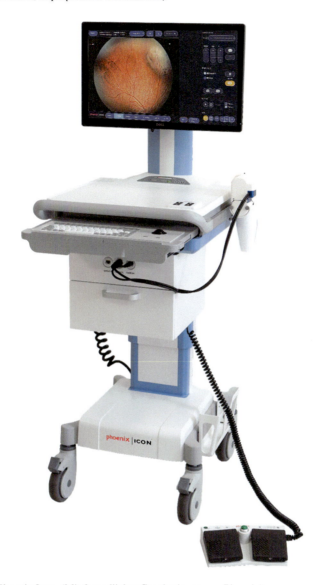

Abb. 7.10 Phoenix Icon. (Mit freundlicher Genehmigung von Phoenix)

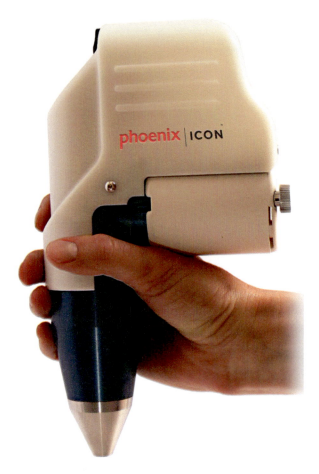

Abb. 7.11 Ein Handstück von Phoenix Icon. (Mit freundlicher Genehmigung von Phoenix)

Literatur

1. Prakalapakorn SG, Wallace DK, Freedman SF. Retinal imaging in premature infants using the Pictor noncontact digital camera. J AAPOS. 2014;18:321–6.

Kapitel 8
Angiographie des Neugeborenen

Eine Angiographieuntersuchung von Neugeborenen ist möglich mit dem Retcam III (Clarity Medical System Inc., USA), dem Panocam (Visunex Medical Systems, USA) und dem Optos California (Optos, Schottland). Die Retcam-Kamera hat ein zentrales Sichtfeld von 30°. Das Sichtfeld beträgt 130° bei allen peripheren Bildern. Die Optos-Kamera hat ein zentrales Sichtfeld von 200°.

Das am häufigsten verwendete Angiographiegerät für Neugeborene ist das Retcam-Gerät. Eine Untersuchung von Neugeborenen mit der Optos-Maschine ist jedoch auch möglich [1]. Für die Optos-Untersuchung wird das Neugeborene sediert und hinter dem Gerät positioniert.

8.1 Technik der Retcam-Angiographie

Die Dosis von **Fluoreszein** beträgt 0,08–0,1 ml pro kg Körpergewicht. Wir führen die Untersuchung in Allgemein Narkose durch. Eine IV-Leitung ist erforderlich für die Injektion des Fluoreszeins. Wir nehmen zunächst Farbbilder auf und setzen dann die Angiographie fort. Vor Beginn müssen einige Einstellungen vorgenommen werden: (1) Platzieren Sie einen gelben Filter im Handstück der Kamera (Abb. 8.1). (2) Stecken Sie dann das Faseroptikkabel in die FA-Faserverbindung und (3) aktivieren Sie den FA-Schalter (Abb. 8.2).

Entscheiden Sie, welches Auge zuerst mit der Angiographie untersucht werden soll. Aktivieren Sie das „FA ON"-Symbol auf dem Bildschirm. Dann injiziert der Anästhesist das Fluoreszein intravenös. Jetzt starten Sie den Timer. Nach etwa 10 Sekunden hat das Fluoreszein das Auge erreicht und Sie können Bilder aufnehmen.

© Der/die Autor(en), exklusiv lizenziert an Springer Nature Switzerland AG 2023
U. Spandau und S. J. Kim, *Pädiatrische Netzhauterkrankungen*,
https://doi.org/10.1007/978-3-031-36876-9_8

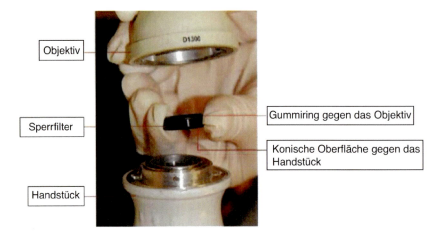

Abb. 8.1 Setzen Sie einen gelben Filter in das Handstück der Retcam-Maschine ein. (Fotocourtesy Clarity Medical System Inc)

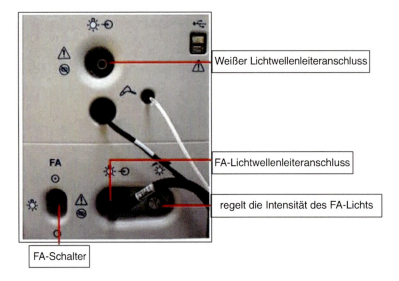

Abb. 8.2 Entfernen Sie die Faser Optik aus der weißen Faseroptikverbindung und stecken Sie sie in die FA-Faserverbindung. Aktivieren Sie dann den FA Schalter. Sie können die Intensität des FA-Lichts einstellen; wir empfehlen, es auf maximaler Intensität zu belassen. (Fotocourtesy Clarity Medical System Inc)

8.2   Retcam-Angiographie-Atlas

Im Folgenden werden Retcam Angiographien verschiedener Pathologien demonstriert:

8.2.1   ROP 3 in Zone I (Abb. 8.3)

Ein Neugeborenes geboren in der 23. Woche und nun in der 32. Woche GA. Eine schnell fortschreitende ROP trat auf und eine ROP-Stufe 3 in Zone I wurde fest-gestellt. Eine Angiographie mit Retcam wurde durchgeführt (Abb. 8.3).

8.2.2   Unvollständige Laser-Photokoagulation bei ROP-Neugeborenen (Abb. 8.4 und 8.5)

Ein ROP 3+ in Zone II ist eine Indikation für die Laser-Photokoagulation. Die Laser-Behandlung wird an beiden Augen durchgeführt und deckt die gesamte ischämische Netzhaut vom Kamm bis zur Ora serrata ab. Im Falle einer unvoll-ständigen Laser-Photokoagulation kann eine Fortschreitung der Retinopathie auftreten. In diesem speziellen Fall wurde eine Unterbehandlung und Über-behandlung durchgeführt (Abb. 8.4 und 8.5);Unterbehandlung, weil ischämische Netzhaut unter Angiographie deutlich sichtbar ist und Überbehandlung, weil Laserflecken über den Kamm hinausgehen.

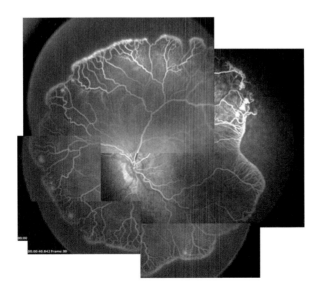

Abb. 8.3 Ein 360° Fundus Bild eines Neugeborenen, geboren in der 32. Schwangerschafts-woche (GA). Eine ROP-Stufe 3 in Zone I ist vorhanden, die Gefäße sind dick und geschlängelt. Beachten Sie die Proliferationen und Gefäßfehlbildungen am Wall

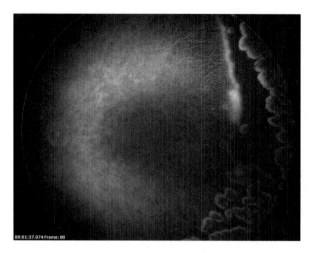

Abb. 8.4 Eine ausgelassene Läsion am Wall nach Laser-Photokoagulation von 2–4 Uhr. Eine erhöhte Leckage aus retinalen Proliferationen ist vorhanden. Beachten Sie auch die Überbehandlung von 4–5 Uhr

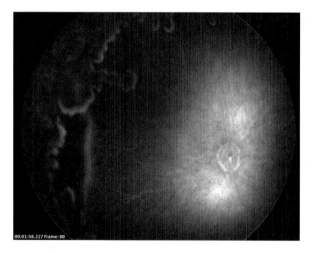

Abb. 8.5 Eine ausgelassene Läsion am Wall nach unvollständiger Laser-Photokoagulation. Beachten Sie auch die Überbehandlung von 10–12 Uhr

8.2.3   ROP Stadium 4 (Abb. 8.6 und 8.7)

ROP Stadium 4 ist definiert als eine Netzhaut Ablösung. Im Stadium 4A ist die Makula angeheftet und im Stadium 4B ist die Makula abgelöst. In diesem speziellen Fall ist die temporale Netzhaut flach abgelöst und entlang des Walls sind ausgedehnte Proliferationen sichtbar (Abb. 8.6, 8.7, 8.8 und 8.9). Dies ist eine Stadium 4A Ablösung.

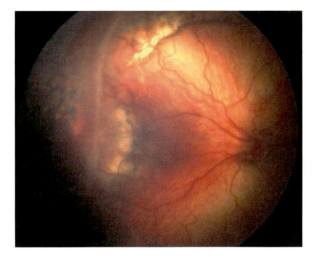

Abb. 8.6 Progression zu Stadium 4A nach Laserphotokoagulation für ROP Zone I

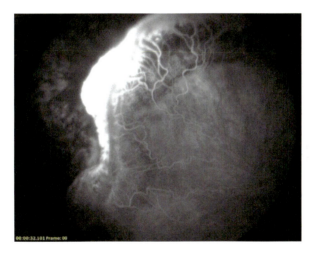

Abb. 8.7 Fluoreszein-Angiographie zeigt ausgedehnte Leckagen aus Proliferationen

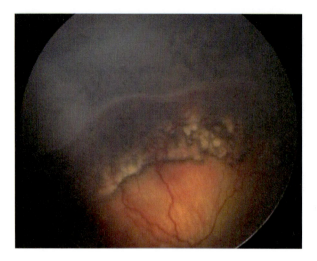

Abb. 8.8 Das gleiche Auge. Beachten Sie die Proliferationen vor dem Wall

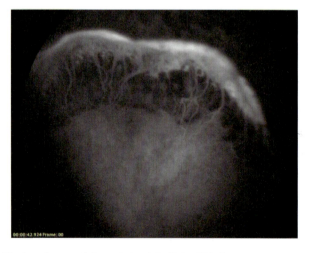

Abb. 8.9 Die Netzhaut ist gut mit Laser behandelt. Keine Skip-Läsion ist sichtbar

8.2.4 *ROP Stadium 4B (Abb. 8.10 und 8.11)*

ROP Stadium 4B ist definiert als eine Netzhaut-Ablösung mit abgelöster Makula. In diesem Fall ist die temporale Netzhaut abgelöst und eine Netzhautfalte, die sich bis zur Linse erstreckt, hat sich entwickelt (Abb. 8.10 und 8.11).

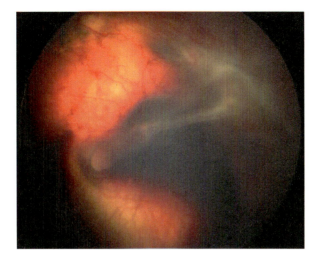

Abb. 8.10 Ein Farbbild einer Stadium 4B Ablösung. Eine ausgedehnte subretinale Blutung am hinteren Pol ist vorhanden und eine Netzhautfalte erstreckt sich vom Sehnervenkopf zur Peripherie

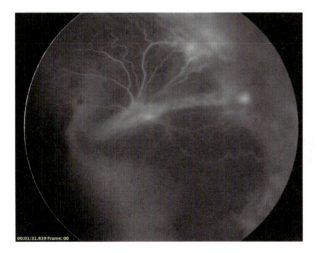

Abb. 8.11 Eine Hyperfluoreszenz innerhalb der Netzhaut Falte und innerhalb der peripheren abgelösten Netzhaut ist sichtbar. Eine fibrovaskuläre Membran vom Wall zur hinteren Linse löst die Netzhaut ab (sichtbar im oberen rechten Bereich dieses Bildes)

8.2.5 Incontinentia Pigmenti (Abb. 8.12, 8.13, 8.14, 8.15 und 8.16)

Incontinentia pigmenti ist eine seltene angeborene Hauterkrankung mit Augenbeteiligung. Eine Netzhautischämie kann vorhanden sein, die zu einer Netzhautablösung führt [2, 6]. In diesem Fall zeigt die Farbfotografie keine Anzeichen von Gefäßpathologie. Die Fluoreszeinangiographie zeigt jedoch periphere Ischämie und Leckage.

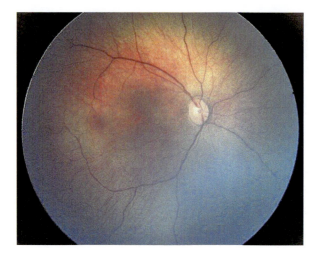

Abb. 8.12 RE: Das Farbbild zeigt keine Pathologie

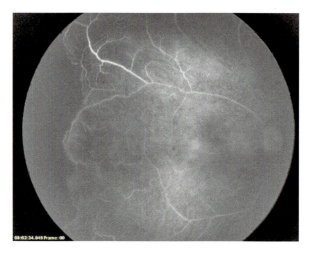

Abb. 8.13 RE: Die retinalePathologie kann nur mit Fluoreszeinangiographie visualisiert werden

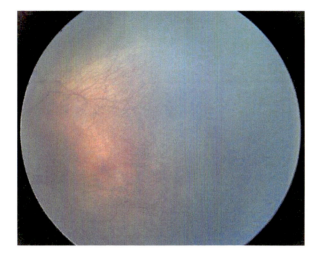

Abb. 8.14 LE: Farb-Fotografie zeigt das linke Auge mit „normaler" Retina

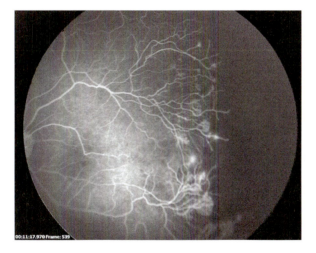

Abb. 8.15 LE: Fluoreszeinangiographie zeigt Gefäßfehlbildung und Leckage

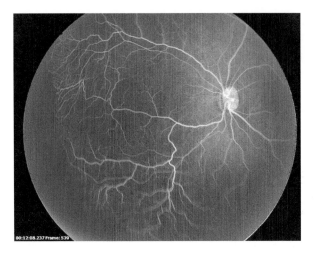

Abb. 8.16 LE: FluoreszeinAngiographie zeigt eine ischämische Retina ohne Leckage aus den Gefäßen am nasalen Pol

8.2.6   Microcephalus (Abb. 8.17)

Microcephalus ist eine seltene Krankheit, die durch eine Infektion (Zika), Crystal Meth oder Alkoholmissbrauch während der Schwangerschaft [4] verursacht werden kann. Die Angiographie zeigt eine sehr unreife Netzhaut mit Ischämie in der Peripherie.

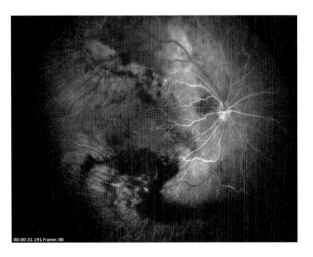

Abb. 8.17 Das FA Bild zeigt eine sehr unreife Netzhaut

8.2.7   FEVR oder ROP (Abb. 8.18 und 8.19)

Wenn bei einem Neugeborenen, das frühzeitig geboren wurde, ein makuläresZiehen oder eine Netzhautfalte festgestellt wird, kann die Diagnose FEVR oder ROP lauten. In diesem speziellen Fall spricht ein temporales Makulaziehen am temporalen Pol und eine normale Netzhaut am nasalen Pol für FEVR. In unklaren Fällen schlagen John und Kollegen den Begriff ROPER (FEVR und ROP) [3] vor.

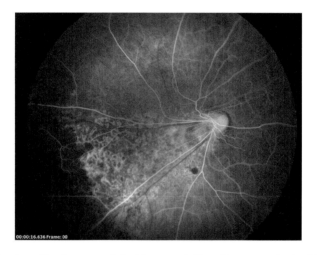

Abb. 8.18 Beachten Sie die gesprenkelte Hypo- und Hyperfluoreszenz in der Makularegion. Eine avaskuläre Netzhaut ist in der Peripherie zu erkennen

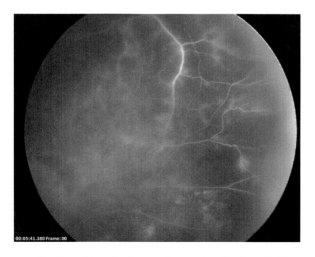

Abb. 8.19 Beachten Sie die periphere Leckage und gestreckte Netzhaut Gefäße

8.3   Optos-Angiographiebilder

Das Optos Kalifornien ermöglicht die Aufnahme von Weitwinkelbildern der Netzhaut. Das Ultraweitwinkel-Bildgebungssystem erfasst mehr als 80 % oder 200°
der Netzhaut mit Laserscantechnologie in einem einzigen Bild. Eine hervorragende Autofluoreszenzfunktion ist verfügbar. Die Angiographie ermöglicht die
Visualisierung der Peripherie der Netzhaut. Die Optos-Angiographie kann bei
älteren Kindern ohne Sedierung eingesetzt werden [1, 5].

8.3.1   Familiäre exsudative Vitreoretinopathie (FEVR) (Abb. 8.20, 8.21, 8.22 und 8.23)

FEVR ist eine eher häufige angeboreneAuge Krankheit, die durch eine periphere retinale Ischämie gekennzeichnet ist und unbemerkt zu einer Netzhautablösung führen kann. In diesem Fall kann eine ausgedehnte retinale Ischämie
mit Angiographie (Abb. 8.20, 8.21, 8.22 und 8.23) nachgewiesen werden. Um
einen Überblick über das gesamte Ausmaß der retinalen Ischämie zu erhalten, ist
eine Weitwinkelkamera wie Optos mit einer Angiographiefunktion sehr hilfreich.
Weitere Einzelheiten finden Sie im Kapitel „Diagnose der familiären exsudativen
Vitreoretinopathie".

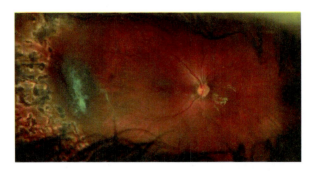

Abb. 8.20 Eine Weitwinkel-Farbaufnahme eines jungen Mädchens mit FEVR

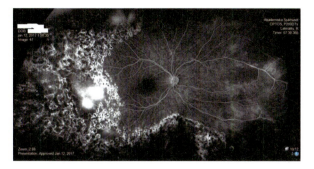

Abb. 8.21 Fluoreszein Angiographie mit einer Optos-Kamera zeigt die vollständige Pathologie von der nasalen bis zur temporalen Peripherie. Die Pathologie befindet sich in der Peripherie und würde mit einer „normalen" Angiographiekamera übersehen werden

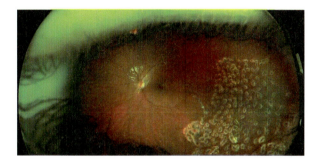

Abb. 8.22 Eine Farbaufnahme des linken Auges. Das linke Auge wurde aufgrund einer dichten Glaskörperblutung einer linsenschonenden Vitrektomie unterzogen

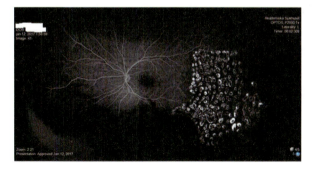

Abb. 8.23 Eine Fluoreszein-Angiographie desselben Auges. Beachten Sie die ischämische Netzhaut in der temporalen Peripherie, die mit Farbfotografie nicht visualisiert werden kann

8.3.2   Morbus Coats (Abb. 8.24, 8.25 und 8.26)

CoatsKrankheit ist eine idiopathische retinale Gefäßerkrankung, die sich durch retinale Teleangiektasie, Exsudation und exsudative Netzhautablösung auszeichnet. Weitere Einzelheiten finden Sie im Kapitel „Diagnose der Coats-Krankheit". Siehe Abb. 8.24, 8.25 und 8.26.

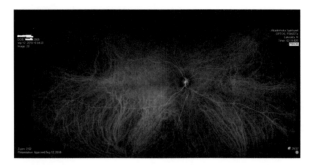

Abb. 8.24 ICG-Angiographie eines 13-jährigen männlichen Patienten mit Coats-Krankheit

Abb. 8.25 FluoreszeinAngiographie eines 13-jährigen männlichen Patienten mit Coats-Krankheit. Beachten Sie die Leckage an den retinalen Gefäßen

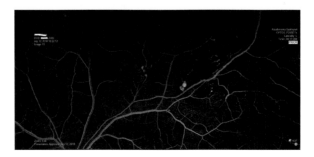

Abb. 8.26 FluoreszeinAngiographie eines 13-jährigen männlichen Patienten mit Coats-Krankheit. Beachten Sie die retinale Teleangiektasie

Literatur

1. Arnold RW, Grendahl RL, Kevin Winkle R, Jacob J. Outpatient, wide-field, digital imaging of infants with retinopathy of prematurity. Ophthalmic Surg Lasers Imaging Retina. 2017;48(6):494–7.
2. Chen CJ, Han IC, Tian J, Muñoz B, Goldberg MF. Extended follow-up of treated and untreated retinopathy in incontinentia pigmenti: analysis of peripheral vascular changes and incidence of retinal detachment. JAMA Ophthalmol. 2015;133(5):542–8.
3. John VJ, McClintic JI, Hess DJ, Berrocal AM. Retinopathy of prematurity versus familial exudative vitreoretinopathy: report on clinical and angiographic findings. Ophthalmic Surg Lasers Imaging Retina. 2016;47(1):14–9.
4. Miranda HA 2nd, Costa MC, Frazão MAM, Simão N, Franchischini S, Moshfeghi DM. Expanded spectrum of congenital ocular findings in microcephaly with presumed Zika infection. Ophthalmology. 2016;123(8):1788–94.
5. Patel CK, Fung TH, Muqit MM, Mordant DJ, Brett J, Smith L, Adams E. Non-contact ultra-widefield imaging of retinopathy of prematurity using the Optos dual wavelength scanning laser ophthalmoscope. Eye (Lond). 2013;27(5):589–96.
6. Swinney CC, Han DP, Karth PA. Incontinentia pigmenti: a comprehensive review and update. Ophthalmic Surg Lasers Imaging Retina. 2015;46(6):650–7.

Teil III
Bewertung

Kapitel 9
Beurteilung von ROP-Neugeborenen

Es ist sehr wichtig, ein erfahrener Untersucher von ROP-Krankheit zu sein, bevor Sie mit der Behandlung von Neugeborenen beginnen. Warum?

Aus mehreren Gründen:

1. Um die binokulare indirekte Ophthalmoskopie zu beherrschen. Andernfalls können Sie keine Laserkoagulation durchführen.
2. Um die ROP-Krankheit zu verstehen und zu kennen. Wie entwickelt sich die Krankheit im Laufe der Zeit? Andernfalls behandeln Sie zu früh oder zu spät.
3. Um ein Gefühl für diese sehr kleinen Patienten zu entwickeln. Ihre Augen sind wie rohe Eier. Behandeln Sie sie wie rohe Eier.
4. Ein gutes Screening und eine gute Behandlung bedingen sich gegenseitig. Eine gute Behandlung ersetzt kein schlechtes Screening und umgekehrt.

ROP-Krankheit entwickelt sich langsam und verschlimmert sich dann exponentiell. Zu Beginn genügt eine wöchentliche Untersuchung, aber wenn ROP-Stadium 3 vorliegt, sind zwei Untersuchungen pro Woche erforderlich. Wenn der richtige Zeitpunkt für die Behandlung gekommen ist, müssen Sie mit der Behandlung erfolgreich sein. Die erste Behandlung entscheidet über das Schicksal des Auges. Warum? Weil die Krankheit in einer exponentiellen Funktion verläuft (Abb. 9.1). Wenn die erste Behandlung fehlschlägt, schreitet die Krankheit schnell zu Stadium 4 und 5 voran, sodass es oft zu spät für die zweite Behandlung ist.

Als Untersucher müssen Sie *zwei wichtige Beurteilungen* vornehmen, die die Behandlung bestimmen. Ist eine (1) Plus-Krankheit vorhanden und befindet sich (2) die Krankheit in Zone I oder Zone II?

U. Spandau und S. J. Kim, *Pädiatrische Netzhauterkrankungen*,
https://doi.org/10.1007/978-3-031-36876-9_9

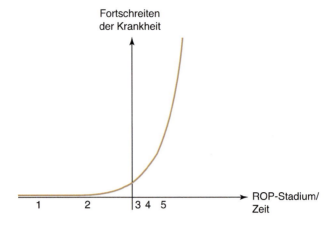

Abb. 9.1 Das Fortschreiten der ROP-Krankheit hat eine exponentielle Funktion

9.1   Beurteilung der Plus-Krankheit

Die wichtigste Diagnose für einen Augenarzt, der ROP-Neugeborene behandelt, besteht darin, festzustellen, ob eine Plus-Krankheit vorliegt oder nicht. Plus-Krankheit bedeutet, dass die zentralen Netzhautgefäße dick und geschlängelt sind. Die Plus-Krankheit kann nur durch Untersuchung des hinteren Pols beurteilt werden. Es ist jedoch in gewissem Maße subjektiv, wie geschlängelt und wie dick die Gefäße sein müssen. Die Abb. 9.2, 9.3, 9.4, 9.5, 9.6 und 9.7 zeigen typische Beispiele für Plus-Krankheit.

Drei Tipps, wenn Sie unsicher sind, ob eine Plus-Krankheit vorliegt oder nicht:

1. Wenn die Gefäße in allen 4 Quadranten geschlängelt und dick sind, liegt eine Plus-Krankheit vor (Abb. 9.5).
2. Untersuchen Sie die Bilder der vorherigen Nachuntersuchungen. Wenn Sie einen Fortschritt erkennen, ist eine Plus-Krankheit wahrscheinlich (Abb. 9.6 und 9.7).
3. Wenn Sie immer noch unsicher sind, planen Sie enge Nachuntersuchungen (2x pro Woche). Wenn es sich um eine Plus-Krankheit handelt, wird sie innerhalb kurzer Zeit (1–2 Wochen) schlimmer.

9.2   Beurteilung Zone I oder Zone II

Warum ist es von größter Wichtigkeit, vor der chirurgischen Behandlung festzustellen, ob die Retinopathie in Zone I oder in Zone II vorhanden ist? Denn eine Retinopathie in Zone I oder in Zone II erfordert unterschiedliche Behandlungsmethoden. In Zone I ist Anti-VEGF Laser überlegen, weil Laserkoagulation in

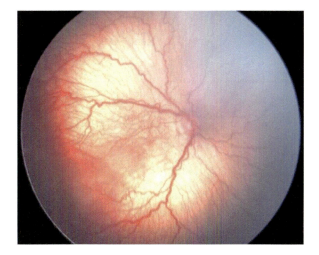

Abb. 9.2 Beispiel für Plus-Krankheit. Geschlängelte und dicke Gefäße sind typisch für Plus-Krankheit

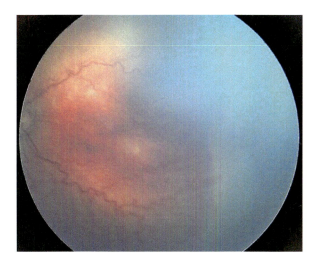

Abb. 9.3 Plus Krankheit. Beachten Sie die geschlängelten und dicken Gefäße, die für die Plus-Krankheit typisch sind

Zone I eine hohe Komplikationsrate hat [3]. Wo beginnt Zone II? Siehe Abb. 9.8. Zone II beginnt bei 2-facher Entfernung vom nasalen Teil der Sehnervenscheibe zur Makula. Zwei Beispiele sind in Abb. 9.9 und 9.10 dargestellt. Beachten Sie, dass nur ein Teil der temporalen Ischämie in Zone I liegt und der verbleibende Teil in Zone II liegt. Wir definieren dies dennoch als Zone I.

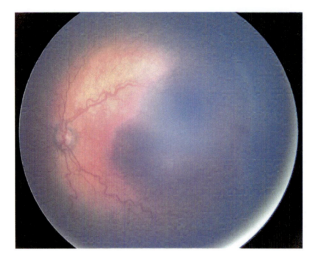

Abb. 9.4 Ein weiteres Beispiel für Plus Krankheit. Beachten Sie die geschlängelten und dicken Gefäße

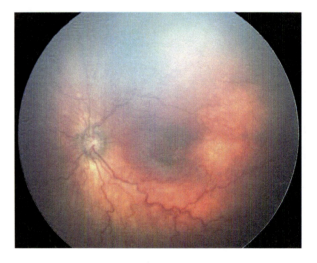

Abb. 9.5 Noch ein Beispiel für Plus Krankheit. Beachten Sie die geschlängelten und dicken Gefäße in allen 4 Quadranten

In einer früheren schwedischen Studie über extrem frühgeborene Säuglinge, die vor der 27. Schwangerschaftswoche geboren wurden, wurde eine hohe Inzidenz von ROP (73 %) und eine hohe Behandlungshäufigkeit (20 %) berichtet [1]. Mit einer kontinuierlichen Zunahme des Überlebens von sehr frühgeborenen Neugeborenen wird die Inzidenz von Augen mit Zone I zunehmen und folglich die Notwendigkeit, mit Anti-VEGF und nicht mit Laserkoagulation zu behandeln [2].

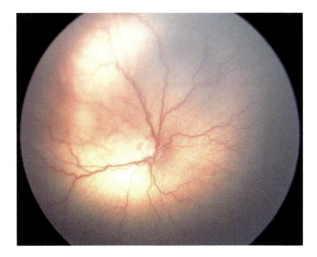

Abb. 9.6 Die Abb. 9.6 und 9.7 zeigen das gleiche Auge. Beachten Sie die Zunahme der Plus Krankheit während des Screenings. Abb. 9.6 ist Preplus und Abb. 9.7 ist eine Plus-Krankheit

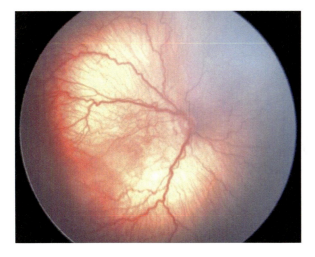

Abb. 9.7 Eine Woche später: Die Tortuosität hat im Vergleich zu Abb. 9.6 zentral zugenommen. In allen Quadranten sind geschlängelte Gefäße sichtbar. Dies ist typisch für die Plus-Krankheit

Es ist schwierig, diese Beurteilung ohne ein Retcam-Gerät vorzunehmen. Ein Beispiel: Wie würden Sie in Abb. 9.11 entscheiden? Ist dies Zone I oder Zone II? Das Neugeborene wurde in der 23. Woche geboren und befindet sich jetzt in der 32. Woche. Die Antwort ist in Abb. 9.12 zu sehen. Es handelt sich um eine

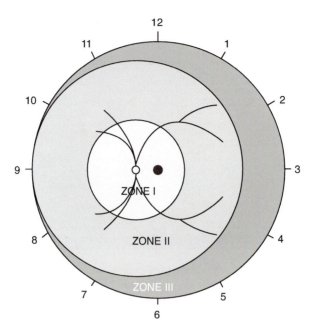

Abb. 9.8 Zone II beginnt bei der Entfernung 2x Sehnervenscheibe-Makula

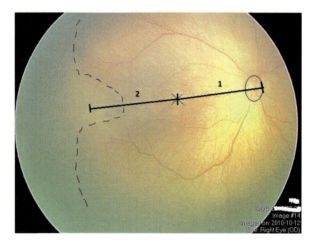

Abb. 9.9 Zone II beginnt zwei Mal die Entfernung Papille (kleiner Kreis) zur Makula (X). Die temporale Netzhaut befindet sich in Zone I. Die inferiore, nasale und superiore Netzhaut befindet sich nicht in Zone II. Wir definieren dieses Auge dennoch als Zone I Retinopathie und behandeln es mit Anti-VEGF

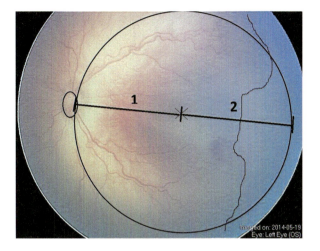

Abb. 9.10 Ein weiteres Beispiel für Zone II. Der große Kreis zeigt das Gewebe, das sich in Zone I befindet. Zone I beginnt zwei Mal die Entfernung Papille (kleiner Kreis) zur Makula (X)

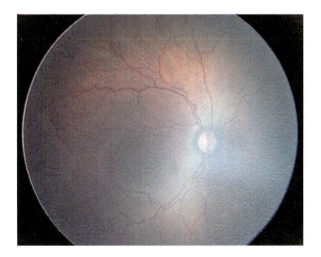

Abb. 9.11 Ist dies Zone I oder Zone II?

Erkrankung der Zone I. Die Ischämie in der nasalen Peripherie ist ebenfalls sehr ausgeprägt (Abb. 9.13). Beachten Sie auch das Partnerauge (Abb. 9.14). Auch hier liegt eine ROP-3-Plus-Erkrankung vor.

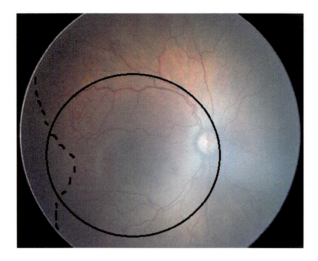

Abb. 9.12 Die Ischämie liegt innerhalb der Zone I. In diesem Fall ist eine Anti-VEGF-Behandlung ratsam

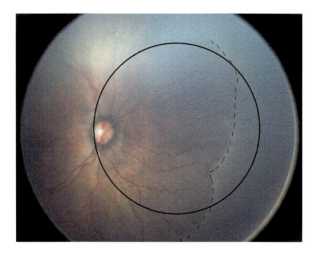

Abb. 9.13 Dasselbe Auge wie in Abb. 9.11, beachten Sie die ausgeprägte Ischämie in der *nasalen* Peripherie. Der Kreis zeigt, dass auch die nasale Seite in Zone I liegt

Wichtige Punkte
1. Beurteilen Sie vor der Behandlung, ob (1) Plus-Erkrankung vorhanden ist und (2) in welcher Zone sie sich befindet.
2. Die Beurteilung der Plus-Erkrankung ist subjektiv. Wenn Sie unsicher sind, beobachten Sie den Verlauf der Erkrankung. Haben sich die Plus-Symptome im Vergleich zu den vorherigen Untersuchungen erhöht?

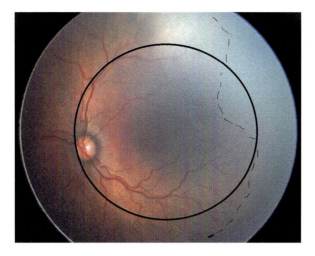

Abb. 9.14 Linkes Auge desselben Patienten. Auch hier liegt eine ROP-Erkrankung in Zone I vor. Eine Anti-VEGF-Behandlung wird empfohlen

3. Die Beurteilung von Zone I oder Zone II ist mit der Funduskopie schwierig, aber mit einem Foto einfach. Zone II ist die doppelte Entfernung von der Papille zur Makula. Zone I-Erkrankungen haben eine ausgeprägte Ischämie in der temporalen und nasalen Netzhaut.
4. Wenn Sie unsicher sind, ob die ROP-Erkrankung an der Grenze von Zone I und Zone II liegt, entscheiden Sie sich für eine Anti-VEGF-Behandlung.
5. Nachdem die Diagnose gestellt wurde, muss die Behandlung spätestens nach 72 Stunden durchgeführt werden.

Literatur

1. Austeng D, Källen KB, Ewald UW, Wallin A, Holmström GE. Treatment for retinopathy of prematurity in infants born before 27 weeks of gestation in Sweden. Br J Ophthalmol. 2010;94(9):1136–9.
2. Holmström G, Tornqvist K, Al-Hawasi A, Nilsson Å, Wallin A, Hellström A. Increased frequency of retinopathy of prematurity over the last decade and significant regional differences. Acta Ophthalmol. 2018 Mar;96(2):142–8.
3. Mintz-Hittner HA, Kennedy KA, Chuang AZ, BEAT-ROP Cooperative Group. Efficacy of intravitreal bevacizumab for stage 3+ retinopathy of prematurity. N Engl J Med. 2011;364:603–15.

Kapitel 10
Laserkoagulation oder Anti-VEGF: Welche Behandlung ist besser?

Dieses Kapitel vergleicht die Laserkoagulation mit anti-VEGF bei ROP-Erkrankungen.

1. **Behandlungserfolg**
   Für Zone I hat anti-VEGF einen höheren Behandlungserfolg als die Laser-koagulation. Für Zone II haben anti-VEGF und Laserkoagulation einen gleichen Behandlungserfolg [6].
   Fazit: anti-VEGF gewinnt dieses Rennen

2. **Operative Schwierigkeit**
   Die Laser-Koagulation ist technisch schwieriger als eine Injektion
   Fazit: anti-VEGF gewinnt dieses Rennen

3. **Komplikationen**
   Die BEAT-ROP Studie zeigte eine Komplikationsrate von 37 % für die Laser-koagulation und 3 % für anti-VEGF [6, 7]
   Fazit: anti-VEGF gewinnt dieses Rennen

4. **Rezidiv und Nachsorge**
   Anti-VEGF hat eine höhere Rezidivrate als die Laserkoagulation und erfordert eine längere Nachsorge [1, 30, 3].
   Fazit: Laserkoagulation gewinnt dieses Rennen

5. **Laserkoagulation versus anti-VEGF bezüglich des Gesichtsfeldes**
   Ein großer funktioneller Vorteil der anti-VEGF Behandlung ist das größere Gesichtsfeld im Vergleich zur Laserphotokoagulation. Nach der anti-VEGF-Injektion kann die Netzhaut reifen und vaskularisieren, was zu einem größeren Gesichtsfeld führt (Abb. 10.1 und 10.2) [6, 7].

U. Spandau und S. J. Kim, *Pädiatrische Netzhauterkrankungen*, https://doi.org/10.1007/978-3-031-36876-9_10

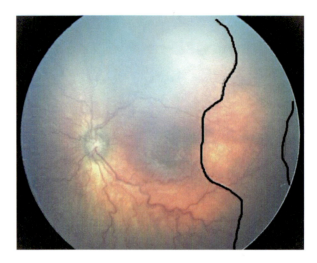

Abb. 10.1 Dieses Auge wurde zunächst mit Lucentis in Zone I und dann mit Laserphotokoagulation in Zone II behandelt. Die erste Linie (von links) zeigt die Position des Walls vor der Anti-VEGF-Injektion. Die zweite Linie (von links) zeigt die Position des Walls vor der Laserphotokoagulation

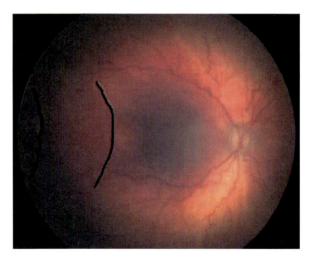

Abb. 10.2 Ein weiteres Beispiel. Dieses Auge wurde zunächst mit Lucentis in Zone I und 2 Monate später mit Laserphotokoagulation in Zone II behandelt. Die erste Linie (von rechts) zeigt die Position des Walls vor der Anti-VEGF-Injektion. Die zweite Linie (von rechts) zeigt die Position des Walls vor der Laserphotokoagulation

Fazit: anti-VEGF gewinnt dieses Rennen

6. **Refraktives Ergebnis**

   Die Prävalenz von hoher Myopie ist bei Bevacizumab behandelten Neugeborenen niedrig und bei Laserkoagulation behandelten Neugeborenen hoch. Bezüglich Zone I beträgt die Prävalenz von hoher Myopie (>8 Dioptrien) 4 % nach Bevacizumab-Behandlung und 51 % nach Laserkoagulation. Bezüglich Zone II beträgt die Prävalenz für hohe Myopie 2 % für Bevacizumab und 36 % für Laserkoagulation [2, 7].

   Fazit: anti-VEGF gewinnt dieses Rennen

7. **Netzhautablösung**

   Bezüglich der *kurzfristigen Daten* zeigte die BEAT-ROP eine gleiche Rate an Netzhautablösungen für beide Behandlungsmethoden. Hu et al. berichten über eine erhöhte Rate von Netzhautablösungen in der Anti-VEGF-Gruppe. Es gibt jedoch keine *langfristigen Daten* dazu. Unter Berücksichtigung, dass die Netzhaut nach einer langen Nachbeobachtungszeit nicht vollständig vaskularisiert ist, vermuten wir, dass das Risiko für eine Netzhautablösung in der Anti-VEGF Gruppe im Vergleich zur Lasergruppe höher sein wird [3, 6]

   Fazit: Laserkoagulation gewinnt dieses Rennen

8. **Langfristige okuläre Effekte**

   Im Alter von 4 Jahren zeigten mit Bevacizumab behandelte Augen Auffälligkeiten am hinteren Pol und in der Peripherie. Am hinteren Pol wurde eine fehlende foveale avaskuläre Zone beobachtet und in der Peripherie wurden Gefäßleckagen, avaskuläre Bereiche und abnormale Gefäßverzweigungen festgestellt [5]. Es sind keine langfristigen okulären Effekte der Laserkoagulation auf die physiologische Netzhaut bekannt.

   Fazit: Laserkoagulation gewinnt dieses Rennen

9. **Langfristige systemische Effekte**

   Eine 2-jährige Nachbeobachtung Bewertung von Säuglingen, die mit Bevacizumab versus Laser zur Behandlung der Frühgeborenenretinopathie behandelt wurden, zeigte keine nachteiligen Auswirkungen auf medizinische oder neuroentwicklungsbedingte Ergebnisse [4]. Es sind keine langfristigen systemischen Effekte der Laserkoagulation bekannt.

   Fazit: Laserkoagulation gewinnt (vermutlich) dieses Rennen

Die folgende Tabelle fasst die Ergebnisse des Vergleichs von Anti-VEGF gegenüber Laserkoagulation zusammen (siehe Tab. 10.1). Anti-VEGF ist der klare Gewinner dieses Vergleichs. Der Hauptvorteil der Laserkoagulation ist die niedrige Rezidivrate und die kurze Nachbeobachtungszeit. In allen anderen Aspekten, insbesondere beim Behandlungserfolg und der chirurgischen Schwierigkeit, ist Anti-VEGF der Laserkoagulation überlegen.

Tab. 10.1 Zusammenfassung eines Vergleichs von Laserkoagulation gegenüber Anti-VEGF

	Anti-VEGF	Laserkoagulation
Behandlungserfolg	+	
Chirurgische Schwierigkeit	+	
Rezidiv/Nachbeobachtung		+
Komplikationen	+	
Gesichtsfeld	+	
Refraktives Ergebnis	+	
Netzhautablösung		+
Langfristige okuläre Wirkung		+
Langfristige systemische Wirkung		+

Anti-VEGF gewinnt die *kurzfristige* Nachbeobachtung. Es ist unklar, wer die *langfristige* Nachbeobachtung gewinnt, da die Rate der Netzhautablösung und die langfristigen okulären und systemischen Effekte noch nicht bekannt sind

Schlüsselpunkte

- Anti-VEGF ist nicht benutzerabhängig.
- Laserkoagulation ist benutzerabhängig
- Anti-VEGF erreicht ein größeres Gesichtsfeld und führt zu weniger Myopie
- Laserkoagulation erfordert eine kurze Nachbeobachtung
- Anti-VEGF erfordert eine lange Nachbeobachtung

Literatur

1. Feng J, Qian J, Jiang Y, Zhao M, Liang J, Yin H, Chen Y, Yu W, Li X. Efficacy of primary intravitreal ranibizumab for retinopathy of prematurity in China. Ophthalmology. 2017;124(3):408–9.
2. Harder BC, Schlichtenbrede FC, von Baltz S, Jendritza W, Jendritza B, Jonas JB. Intravitreal bevacizumab for retinopathy of prematurity: refractive error results. Am J Ophthalmol. 2013;1555(6):1119–24.
3. Holmström G, Hellström A, Jakobsson P, Lundgren P, Tornqvist K, Wallin A. Five years of treatment for retinopathy of prematurity in Sweden: results from SWEDROP, a national quality register. Br J Ophthalmol. 2016;100(12):1656–61.
4. Hu J, Blair MP, Shapiro MJ, Lichetnstein SJ, Galasso JM, Kapur R. Reactivation of retinopathy of prematurity after bevacizumab injection. Arch Ophthalmol. 2012;130(8):1000–6.
5. Kennedy KA, Mintz-Hittner HA, BEAT-ROP Cooperative Group. Medical and developmental outcomes of bevacizumab versus laser for retinopathy of prematurity. J AAPOS. 2018;22(1):61–65.e1.
6. Lepore D, Quinn GE, Molle F, Orazi L, Baldascino A, Ji MH, Sammartino M, Sbaraglia F, Ricci D, Mercuri E. Follow-up to age 4 years of treatment of type 1 retinopathy of prematurity intravitreal bevacizumab injection versus laser: fluorescein angiographic findings. Ophthalmology. 2018;125(2):218–26.

7. Mintz-Hittner HA, Kennedy KA, Chuang AZ, BEAT-ROP Cooperative Group. Efficacy of intravitreal bevacizumab for stage 3+ retinopathy of prematurity. N Engl J Med. 2011;364:603–15.
8. Mintz-Hittner HA, Geloneck MM, Chuang AZ. Clinical management of recurrent retinopathy of prematurity after intravitreal bevacizumab monotherapy. Ophthalmology. 2016;123(9):1845–55.

Teil IV
Laser-Photokoagulation

Kapitel 11
Technik der Laserkoagulation

In unserer Erfahrung ist die Laserkoagulation bei ROP 3+ in Zone II immer erfolgreich. Ein Versagen oder ein Wiederauftreten ist sehr selten. Erfolgreiche Laserkoagulation ist für klinische Zentren, die viele ROP-Neugeborene pro Jahr behandeln, „normal". Die Erfolgsrate in der ETROP-Studie beträgt 90 % für Zone II [2]. Die Versagens- und Rezidivrate für die Laserkoagulation ist jedoch viel höher (30 %) für Kliniken, die nur wenige Neugeborene pro Jahr behandeln [1]. Der häufigste Grund für ein Versagen nach der Laserkoagulation ist eine unvollständige Laserbehandlung.

Dies ist bei Zone I nicht der Fall. In Zone I kann ein Rezidiv nach einer vollständigen Laserphotokoagulation auftreten. Es ist daher wichtig, zwischen Zone I und Zone II Augen zu unterscheiden. Dies ist nur mit einem Bildgebungsgerät wie Retcam (Clarity Medical System Inc., USA) möglich.

Die Technik der Laserkoagulation ist schwierig und erfordet viel Training. Ein Auge mit ROP 3+ erfordert eine VOLLSTÄNDIGE Laserkoagulation innerhalb EINER Sitzung. Dies unterscheidet sich von Diabetes. Hier ist eine Laserkoagulation in vielen Sitzungen möglich.

Zuerst müssen Sie lernen, Erwachsene mit dem binokularen indirekten Ophthalmoskop zu untersuchen. Wenn Sie diese Technik fließend beherrschen, untersuchen Sie Neugeborene bei den wöchentlichen ROP-Untersuchungen. Dieses Training dauert mindestens 12 Monate. Dann können Sie mit der Laserkoagulation beginnen. Sie lasern ein Auge und Ihr Mentor lasert das Partnerauge. Nach etwa fünf Laserbehandlungen mit Ihrem Lehrer können Sie alleine behandeln.

Ein Auge oder beide Augen? Manchmal ist ROP 3+ nicht in beiden Augen vorhanden. Ein Auge kann ROP 3+ haben und das andere Auge kann ROP 3 Preplus haben. Wir behandeln immer beide Augen mit dem Laser. Warum? In den meisten Fällen wird das Preplus-Auge später zu einer Plus-Erkrankung fortschreiten. Darüber hinaus führt eine asymmetrische Behandlung zu einer schweren

U. Spandau und S. J. Kim, *Pädiatrische Netzhauterkrankungen*,
https://doi.org/10.1007/978-3-031-36876-9_11

Anisometropie. Das behandelte Auge wird stark kurzsichtig und das Partnerauge nicht. Schließlich vermeidet das Neugeborene eine zweite Vollnarkose.

11.1 Instrumente für die Laserkoagulation

1. Dioden Laser Gerät (Abb. 11.1)
2. Binokulares indirektes Ophthalmoskop (Abb. 11.2)
3. Volk 25D Linse (Abb. 11.3)
4. Skleraldepressor (Abb. 11.4)
5. Lidspekulum (Abb. 11.5)

Lasergerät (Abb. 11.1) Wir verwenden immer einen Diodenlaser (Iridex, CA). Eine Alternative ist ein Argonlaser. Die Anfangseinstellungen des Lasergeräts sind 100/100/300: Leistung: 100 ms, Dauer: 100 ms, Intervall: 300 ms.

Laserindirektes Ophthalmoskop (LIO) (Abb. 11.2) Das Laserindirekte Ophthalmoskop ist ein Helm, der eine Lichtquelle und ein Lasergerät enthält. Das Laserindirekte Ophthalmoskop ist mit dem Diodenlaser (Iridex, CA) verbunden.

Volk 25D Linse (Abb. 11.3) Wir verwenden normalerweise die 25D Linse von Volk. Eine Alternative ist die 20D Linse, die besser für den Grat ist, aber nicht so gut für die Ora serrata. Eine weitere Alternative ist die 30D Linse, die möglicherweise ein zu kleines Bild liefert.

Skleraldepressor (Abb. 11.4) Ein Skleral-depressor ist für die Laserkoagulation sehr wichtig. Nur mit einem Skleraldepressor können Sie die Ora serrata erreichen. Wenn möglich, lasern wir mit dem großen Indentor, da er eine

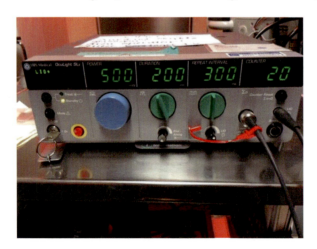

Abb. 11.1 Ein Diodenlaser (Iridex) und zwei angeschlossenen Kabeln vom binokularen Laserophthalmoskop für Laser und Licht

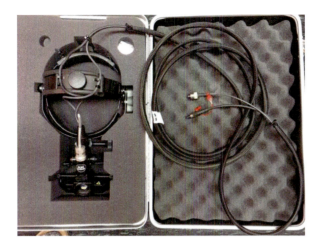

Abb. 11.2 Ein binokulares indirektes Laser-Ophthalmoskop (LIO) (Iridex, Iridex). Die beiden Kabel sind an das Lasergerät angeschlossen (Abb. 11.1)

Abb. 11.3 20D und 25D Linse von Volk. Beide Linsen sind für den Laser geeignet. Wir verwenden vorzugsweise die 25D Linse

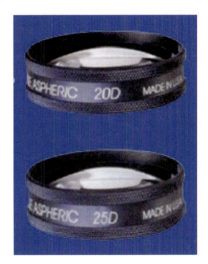

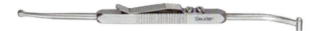

Abb. 11.4 Skleradepressor mit kleinem und großem Indentor (Geuder, Deutschland)

Abb. 11.5 Lidsperrer für
ROP-Neugeborene (Geuder
Nr. 17023, Deutschland)

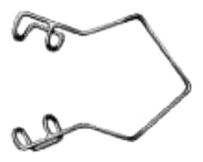

Behandlung von mehr Gewebe auf einmal ermöglicht. An der Ora serrata bevorzugen wir den kleinen Indentor. Alternativ können Sie auch ein Wattestäbchen oder einen Strabismushaken verwenden.

Lidsperrer (Abb. 11.5) Wir empfehlen einen kleinen Lidsperrer für Neugeborene.

Die Laserbehandlung von Neugeborenen mit ROP ist sehr unterschiedlich, da die Augen sehr klein sind und die Pathologie sich in der Peripherie des Auges befindet. Wenn Sie die temporale Peripherie und den zentralen Wall lasern, ist es am besten, in einer stehenden Position zu lasern (Abb. 11.6). Wenn Sie die nasale, obere und untere Netzhaut lasern, müssen Sie möglicherweise in einer sitzenden Position lasern (Abb. 11.7).

Wir verwenden normalerweise einen Diodenlaser. Alternativ können Sie einen Argonlaser verwenden. Die *normale Menge* an Laser-Effekten beträgt 1200–1800 Laserpunkte (Minimum: 1000 Laserpunkte, Maximum: 2500 Laserpunkte).

Die normalen Einstellungen für einen Diodenlaser sind: 500 m (Leistung), 200 ms (Dauer) und 300 ms (Intervall) (Abb. 11.8).

11.2 Laserbehandlung Schritt für Schritt (Abb. 11.9, 11.10, 11.11, 11.12, 11.13, 11.14, 11.15, 11.16, 11.17, 11.18 und 11.19)

1. **Beginnen mit der temporalen Netzhaut. Finden Sie die richtige Laserleistung.**
2. **Laserbehandlung der temporalen Netzhaut von der Ora serrata fast bis zum Grat**
3. **Laserbehandlung der oberen, nasalen und unteren Netzhaut.**
4. **Behandlung des Grates.**
5. **Untersuchung der Netzhaut auf ausgelassene Läsionen und unvollständige Laserbehandlung.**

Die Operation im Detail:

1. **Beginnen Sie mit der temporalen Netzhaut. Finden Sie die richtige Laserleistung** (Abb. 11.5, 11.15 und 11.16)

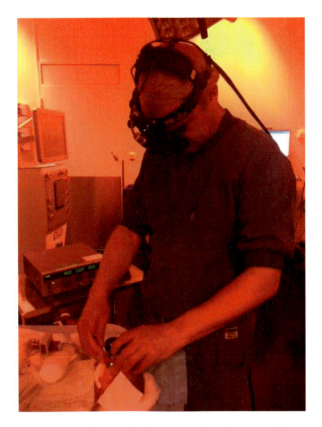

Abb. 11.6 Eine stehende Position ist für die temporale ischämische Netzhaut in Ordnung. Beachten Sie den Skleraldepressor

Die Pupille muss gut erweitert sein, eine kleine Pupille ist für die Laserphotokoagulation nicht ausreichend. Siehe Kapitel Pupillenerweiterung.

Die Laserkoagulation des Neugeborenenauges wird am besten in zwei 360°-Runden durchgeführt. In der ersten Runde wird die ischämische Netzhaut von der Ora serrata fast bis zum Grat behandelt. In der zweiten Runde wird der Wall mit dem Laser behandelt.

Wir beginnen immer mit der temporalen Netzhaut. Warum? Die temporale Netzhaut hat den größten ischämischen Bereich. Daher ist die Visualisierung der temporalen ischämischen Netzhaut am besten von allen Quadranten und der Wall ist gut sichtbar.

Drücken Sie die Netzhaut mit der breiten Seite des Skleradepressors ein und platzieren Sie einige Laserflecken auf der eingedellten Netzhaut (Abb. 11.9). Wenn Sie keinen Lasereffekt sehen, erhöhen Sie die **Leistung** auf 200 ms und versuchen Sie es erneut. Wenn Sie keinen Lasereffekt sehen, erhöhen Sie die Leistung auf 300 ms und fahren Sie so fort, bis Sie 1000 ms erreichen. Wenn Sie immer noch keinen Lasereffekt sehen, erhöhen Sie die **Dauer** auf 200 ms und reduzieren Sie die Leistung auf 100 ms. Erhöhen Sie dann die Leistung wieder in 100-ms-Schritten auf 1000 ms.

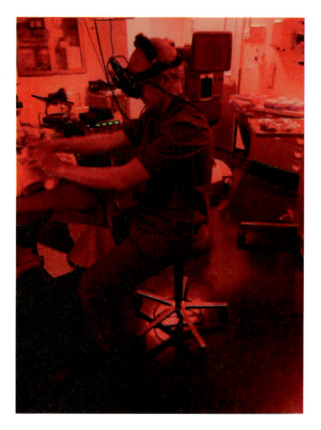

Abb. 11.7 Eine sitzende Position ist manchmal erforderlich, um die nasale, obere und untere ischämische Netzhaut zu erreichen

Sie sollten einen Lasereffekt mit etwa 300–600 ms Leistung und 200 ms Dauer erreichen. Eine Laserdauer von 300 ms ist zu hoch und in unserer Erfahrung nie notwendig. Eine normale Lasereinstellung mit unserem (alten) Lasergerät (Iridex, CA) ist Leistung: 400–700 ms, Dauer: 200 ms und Intervall: 300 ms.

Wenn die Netzhaut ausbleicht oder Sie einen Riss in der Netzhaut mit einer Blutung sehen, dann ist die Laserleistung zu hoch. Reduzieren Sie die Leistung um 100 ms und versuchen Sie es erneut.

Wichtig Wenn Sie das Auge mit zu hoher Laserenergie behandeln, kann es passieren, dass innerhalb von 1 Woche die ROP so stark fortschreitet, dass das „Auge kippt". Eine zu aggressive Laserkoagulation verschlimmert die intraokulare VEGF-Expression. Dies kann passieren, wenn Sie eine Dauer von 300 ms für den Laser verwenden. Verwenden Sie eine maximale Dauer von 200 ms. Andernfalls entwickelt sich eine rubeotische Iris und schließlich eine Netzhautablösung.

2. **Lasern Sie die temporale Netzhaut von der Ora serrata fast bis zum Grat**
    (Abb. 11.10, 11.11 und 11.16)

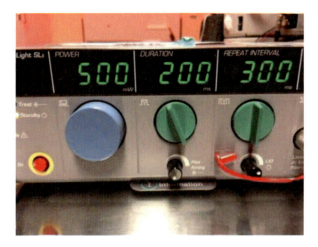

Abb. 11.8 Ein Diodenlaser (Iridex, CA). Normale Lasereinstellungen für die Laserkoagulation eines ROP-Neugeborenen

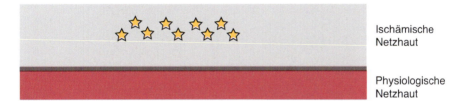

Abb. 11.9 Beginnen Sie im temporalen Quadranten und finden Sie die geeigneten Lasereinstellungen

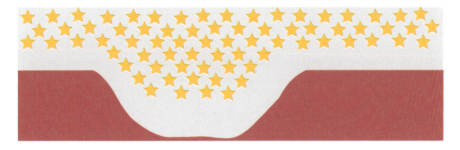

Abb. 11.10 Laser-Photokoagulation des temporalen Pols von der Ora serrata fast bis zum Wall

Wenn Sie Laser-Flecken auf der Netzhaut erreichen, ist der erste schwierige Schritt erreicht. Fahren Sie nun mit der Laserkoagulation der temporalen ischämischen Netzhaut fort. Behandeln Sie mit einer Dichte von maximal

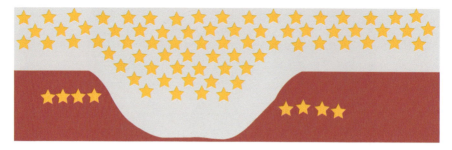

Abb. 11.11 Überbehandlung vermeiden, wenn man von der temporalen zur inferioren und superioren Retina wechselt

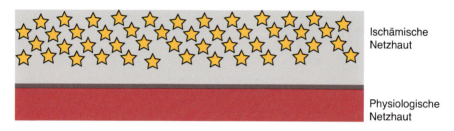

Ischämische
Netzhaut

Physiologische
Netzhaut

Abb. 11.12 Behandeln Sie von der Ora serrata bis nahe an den Wall

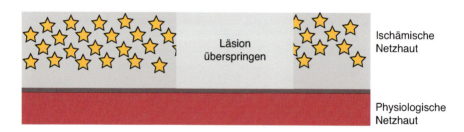

Läsion
überspringen

Ischämische
Netzhaut

Physiologische
Netzhaut

Abb. 11.13 Vermeiden Sie beim Übergang von einem behandelten Bereich zum nächsten die Bildung einer Skip-Läsion

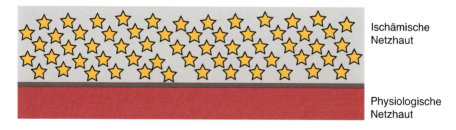

Ischämische
Netzhaut

Physiologische
Netzhaut

Abb. 11.14 Behandeln Sie nun die Netzhaut am Wall. Erhöhen Sie die Leistung und arbeiten Sie ohne Skleraldepressor

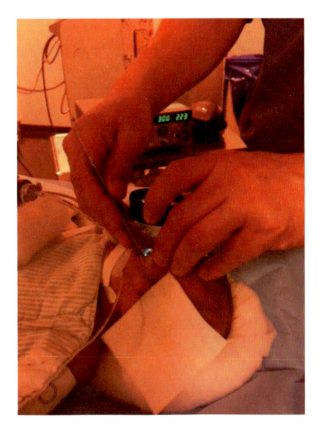

Abb. 11.15 Verwenden Sie für die periphere Laserkoagulation den Skleraldepressor, um die Ora serrata einzudellen

einem Laserfleck zwischen zwei Flecken (Abb. 11.10). Verwenden Sie den Skleraldepressor, um die Ora serrata zu erreichen (Abb. 11.15 und 11.16). Behandeln Sie den Wall noch nicht.

Indem Sie die 25D- oder 20D-Linse vorwärts oder rückwärts bewegen, können Sie die Größe der Laserflecken vergrößern oder verkleinern. Große Laserflecken sparen Zeit. Große Laserflecken sind für die Peripherie und kleine Laserflecken für den Wall empfehlenswert.

3. **Lasern Sie die obere, nasale und untere Netzhaut** (Abb. 11.12, 11.13 und 11.14)

Wenn Sie von der temporalen zur oberen oder unteren Netzhaut übergehen, beachten Sie, dass die Größe der ischämischen Netzhaut sehr stark abnimmt. Die ischämische Netzhaut wird zu einem dünnen Streifen im unteren und oberen Bereich und etwas breiter im nasalen Bereich. Dieser Umstand kann leicht zu einer Überbehandlung in die physiologische Netzhaut führen (Abb. 11.11).

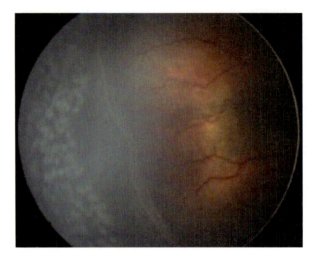

Abb. 11.16 Lasern Sie von der Ora serrata fast bis zum Wall

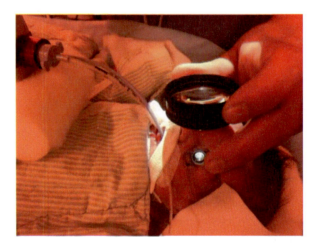

Abb. 11.17 Für zentrale Laserbehandlung am Wall ohne Skleraldepressor

Wenn Sie die inferiore, superiore und nasale Retina behandeln, ist es einfacher, mit dem kleinen Indentor des Skleraldepressors zu beginnen. Platzieren Sie den Skleraldepressor am Limbus und bewegen Sie ihn langsam in Richtung Äquator. Sobald Sie die Ora serrata sehen, beginnen Sie mit der Laserbehandlung. Fahren Sie mit der Laserbehandlung fast bis zum Wall fort (Abb. 11.12).

Wenn Sie mit einem Bereich fertig sind, platzieren Sie den Depressor erneut am Limbus und fahren Sie mit dem nächsten Bereich fort. Verlieren Sie jedoch nicht den Kontakt zum alten Behandlungsbereich, um eine Skip-Läsion zu vermeiden (Abb. 11.13). Die inferiore und superiore Retina ist schwer zu beurteilen.

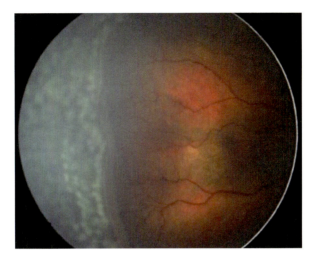

Abb. 11.18 Lasern Sie den Wall. Normalerweise ist eine höhere Laserleistung erforderlich, weil die Netzhaut verdickt ist

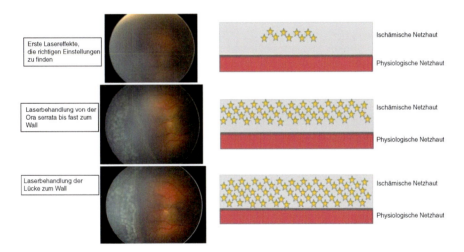

Abb. 11.19 Eine kurze Übersicht über die Laserkoagulation von ROP-Neugeborenen

Sie müssen oft wie ein Affe bewegen, um eine geeignete Position für die Laser-koagulation zu finden. Denken Sie daran, dass die ischämische Retina außerhalb des temporalen Pols erheblich kleiner wird. Es handelt sich um einen dünnen Streifen ischämischer Retina.

4. **Behandeln Sie den Grat** (Abb. 11.14, 11.17, 11.18)

In der zweiten Runde behandeln Sie den Wall (Abb. 11.14). Die Laserkoagulation ist ohne Skleraldepressor einfacher. Hier benötigen Sie eine erhöhte Laserleistung,

da die Retina dicker ist. Sie benötigen etwa 200 ms zusätzliche Leistung. Die
Dauer bleibt unverändert bei 200 ms.

5. **Untersuchen Sie die Netzhaut auf ausgelassene Läsionen und unvollständige Laserbehandlung**

Wenn Sie die Laserbehandlung abgeschlossen haben, überprüfen Sie doppelt, ob
die gesamte Netzhaut 360° von der Ora serrata bis zum Wall behandelt ist. Sie
können dies mit folgenden Methoden tun:

1. 25D Volk-Linse
2. Retcam

Suchen Sie nach unbehandelten Bereichen, untersuchen Sie die Netzhaut bis zur
Ora serrata und stellen Sie sicher, dass der gesamte Wall behandelt ist. Schließen
Sie den Fall nicht ab, bevor Sie wirklich sicher sind, dass Sie die gesamte
ischämische Netzhaut behandelt haben, da eine unzureichende Behandlung zu
einer Fortschreitung der Erkrankung und schließlich zu einer Netzhautablösung
führen kann.

Tipps & Perlen
Die Visualisierung der ischämischen Netzhaut ist schwierig: Die ischämische
Netzhaut ist ein dünner Streifen oben und unten, ein breiterer Streifen nasal und
eine breite Zunge temporal. Die ischämische Netzhaut ist grau und hat keine
Gefäße. Die Demarkationslinie ist die Grenze zwischen ischämischer und physio-
logischer Netzhaut. Die physiologische Netzhaut ist hellrot und hat Gefäße.

Nachbeobachtung Wir verschreiben die Augentropfen Dexamethason 1 mg/
ml 2xd und Atropin 0,1 % 2x/t für 2 Wochen. Die Augen müssen wöchentlich
kontrolliert werden. Bei der ersten Nachuntersuchung sollte die Retinopathie
stabil oder weniger, aber nicht schlechter sein. Wenn die Retinopathie schlechter
ist, führen Sie eine gründliche Untersuchung durch, um eine Unterbehandlung
auszuschließen. Wenn Sie keine Unterbehandlung feststellen, untersuchen Sie das
Neugeborene nach 3 Tagen erneut. Wenn sich die Retinopathie verschlechtert hat,
empfehlen wir eine sofortige Untersuchung in Vollnarkose, um Skip-Läsionen
auszuschließen. Wir empfehlen auch eine sofortige Anti-VEGF-Injektion.

Bei der Nachuntersuchung in der zweiten Woche sollte die Retinopathie weiter
zurückgegangen sein. Nach 4 Wochen haben sich Laser-Narben gebildet und die
Retinopathie ist abgeklungen.

11.3   Zusammenfassung

Die Laserkoagulation bei einem Neugeborenen ist technisch eine sehr schwierige
Prozedur, die viel Übung erfordert. Siehe Abb. 11.19. Eine optimale Laserkoagulation innerhalb EINER Sitzung ist jedoch erforderlich, um eine Regression

der Retinopathie zu erreichen. Eine Unterbehandlung führt innerhalb weniger Wochen zu einer Progression der Retinopathie.

Wenn eine Progression auftritt, empfehlen wir eine sofortige intravitreale Anti-VEGF-Injektion.

Literatur

1. Holmström G, Tornqvist K, Al-Hawasi A, Nilsson Å, Wallin A, Hellström A. Increased frequency of retinopathy of prematurity over the last decade and significant regional differences. Acta Ophthalmol. 2018;96(2):142–8.
2. Repka MX, Tung B, Good WV, Capone A Jr, Shapiro MJ. Outcome of eyes developing retinal detachment during the Early Treatment for Retinopathy of Prematurity study. Arch Ophthalmol. 2011;129(9):1175–9.

Kapitel 12
Angiographiegestützte Laser-Photokoagulation für Neugeborene und Kinder

Laser-Photokoagulation bei einem ROP Neugeborenen kann aufgrund schlechter Sichtverhältnisse schwierig sein. Insbesondere die Grenze zwischen physiologischer und ischämischer Netzhaut ist manchmal schwer zu bestimmen.

Bei anderen pädiatrischen Netzhauterkrankungen wie familiärer exsudativer Vitreoretinopathie (FEVR) oder Incontinentia pigmenti (IP) kann die Grenze zwischen ischämischer und physiologischer Netzhaut mit der Ophthalmoskopie nicht erkannt werden. Nur die Angiographie kann uns sagen, wo genau die Grenze zwischen physiologischer und ischämischer Netzhaut lokalisiert ist. In diesen Fällen ist eine Angiographie vor der Laserkoagulation erforderlich.

Wir haben daher eine angiographiegestützte Laser-Photokoagulation entwickelt (Abb. 12.1). Innerhalb einer Sitzung werden mehrere Laserkoagulationen und Retcam-Angiographien durchgeführt, bis die gesamte ischämische Netzhaut mit dem Laser behandelt ist.

12.1 Die Technik Schritt für Schritt (Abb. 12.1)

1. Fluoreszein wird injiziert und die erste Angiographie durchgeführt. Die Grenze zwischen physiologischer und ischämischer Netzhaut wird bestimmt (Abb. 12.1 und 12.2).
2. Die erste Laserphotokoagulation wird durchgeführt.
3. Kein Fluoreszein wird erneut injiziert. Die zweite Angiographie wird durchgeführt. Die Laserlücken werden bestimmt.
4. Eine zweite Laserphotokoagulation wird durchgeführt.
5. Kein Fluoreszein wird erneut injiziert. Die dritte Angiographie wird durchgeführt. Die Laserlücken werden bestimmt.

U. Spandau und S. J. Kim, *Pädiatrische Netzhauterkrankungen*, https://doi.org/10.1007/978-3-031-36876-9_12

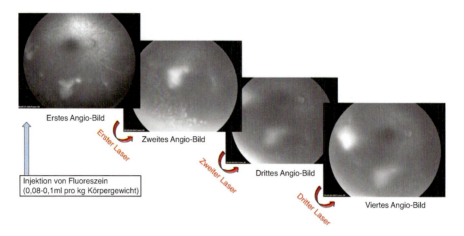

Abb. 12.1 Das Fluoreszein wird einmal injiziert. Nach den ersten Angiographiebildern wird eine Laser-Photokoagulation durchgeführt. Anschließend wird das zweite Angiographiebild aufgenommen und so weiter

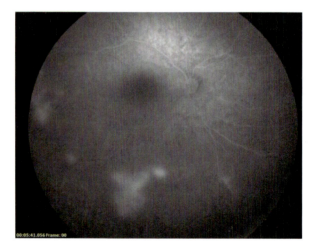

Abb. 12.2 Erste Angiographie: Beachten Sie die Laserlücke unten

6. Eine dritte Laserphotokoagulation wird durchgeführt.
7. Kein Fluoreszein wird erneut injiziert. Die vierte Angiographie wird durchgeführt. Jetzt ist die Laserkoagulation normalerweise abgeschlossen (Abb. 12.3).

Wir demonstrieren die Technik anhand eines Fallberichts. Ein reifgeborenes Neugeborenes mit Incontinentia pigmenti wurde aufgrund einer peripheren Ischämie zuvor laserbehandelt. In dieser Sitzung wird die alte Laserkoagulation mit Angiographie beurteilt und eine zusätzliche Laserkoagulation geplant, falls erforder-

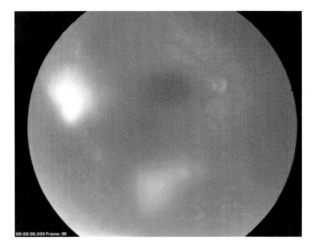

Abb. 12.3 Letzte Angiographie: Nach 3 Laserphotokoagulationen ist die untere Laserlücke mit Laser aufgefüllt

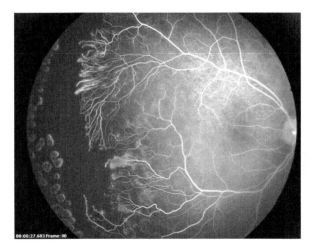

Abb. 12.4 Die erste Angiographie. Ein Neugeborenes mit Incontinentia pigmenti. Beachten Sie das unregelmäßige Gefäßwachstum, Gefäß Beschneidung und die ischämische Netzhaut. In der Peripherie sind alte Lasereffekte sichtbar

lich. Die Retcam-Angiographie zeigt eine verbleibende Ischämie, die noch nicht laserbehandelt wurde (Abb. 12.4). Eine Laserphotokoagulation mit binokularem Ophthalmoskop wird durchgeführt. Anschließend wird eine zweite Angiographie durchgeführt. Eine kleine verbleibende Ischämie ist noch sichtbar (Abb. 12.5). Zwei zusätzliche Reihen von Laser werden hinzugefügt. Die Ischämie ist nun mit Laser gefüllt (Abb. 12.6).

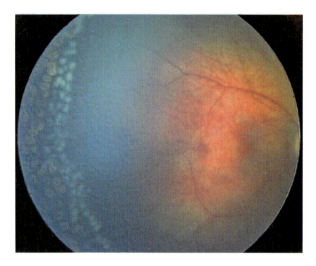

Abb. 12.5 Neue Lasereffekte wurden hinzugefügt. Eine Visualisierung der ischämischen Netzhaut ist nicht möglich

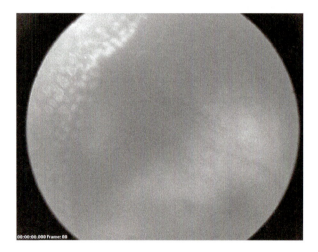

Abb. 12.6 Die dritte Angiographie. Beachten Sie die alten und frischen Lasereffekte

Kapitel 13
Unvollständige Laserkoagulation bei ROP

Eine Laser-Behandlung in Zone II hat eine Erfolgsquote von 90 %. In unserer Erfahrung hat ein klinisches Zentrum für ROP-Behandlung eine Erfolgsquote von 100 % bei der Laserkoagulation. Wir hatten seit 10 Jahren keine Rezidive nach Laserkoagulation. Dies gilt jedoch nur für Zone II. Dies trifft nicht auf Zone I zu, da diese sehr aggressive Retinopathie fortschreiten kann, selbst wenn die Retina zu 100 % behandelt ist. Weitere Einzelheiten finden Sie im Kapitel „**Rezidiv der ROP nach Laserkoagulation in Zone I**".

Zurück zur Laserbehandlung in Zone II: In unserer Erfahrung führt eine vollständige Laserkoagulation in Zone II zu einer Regression der Retinopathie. Wenn jedoch eine Progression auftritt, ist dies höchstwahrscheinlich auf eine unvollständige Laserbehandlung zurückzuführen. Wir werden Farb- und Angiografiebilder zeigen, die diese Annahme belegen. Alle diese Augen entwickelten eine Netzhautablösung.

Es ist daher unerlässlich, von Anfang an eine vollständige Laserkoagulation durchzuführen ODER so schnell wie möglich eine zweite Laserbehandlung einzuleiten.

13.1 Fallserienbericht

Fall 1 (Abb. 13.1, 13.2, 13.3, 13.4 und 13.5) Ein Frühgeborenes entwickelte in einem anderen Krankenhaus ROP 3+ in Zone II. Laser-Photokoagulation wurde durchgeführt. Die Retinopathie bildete sich nicht zurück und 3 Wochen später wurde das Neugeborene zur Untersuchung und weiteren Behandlung an uns überwiesen.

Eine Untersuchung mit Retcam zeigte eine unterbehandelte ischämische Netzhaut und eine überbehandelte physiologische Netzhaut (Abb. 13.1 und 13.2).

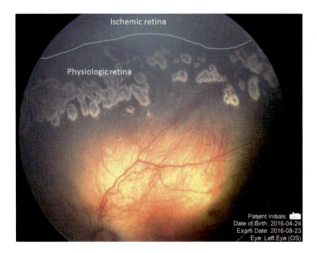

Abb. 13.1 Unterbehandelte ischämische Netzhaut und überbehandelte physiologische Netzhaut

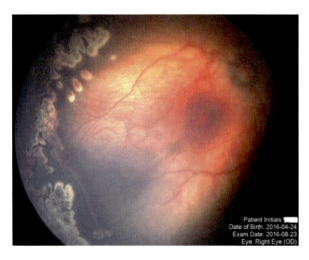

Abb. 13.2 Die unterbehandelte ischämische Netzhaut ist auf dem temporalen Wall zu sehen

Die Retcam-Angiographie bestätigt die Unterbehandlung, da sie die ischämische Netzhaut sehr gut visualisiert (Abb. 13.3 und 13.4). Eine starke Leckage aus den retinalen Proliferationen am Grat entspricht der ischämischen Netzhaut. Darüber hinaus kann eine Überbehandlung auf der temporalen Seite von 4–5 Uhr (Abb. 13.3 und 13.4) und auf der nasalen Seite (Abb. 13.5) beobachtet werden. Anmerkung: Eine leichte Überbehandlung, wie in diesem Fall gezeigt, hat keine negativen Auswirkungen.

Fall 2 Dieser Neugeborene wurde in einem anderen Krankenhaus wegen ROP 3+ diagnostiziert (Abb. 13.6 und 13.7). Eine Laser-Photokoagulation wurde durch-

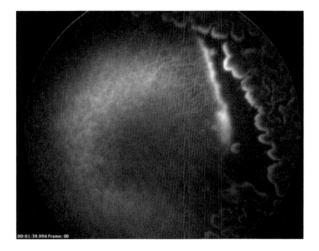

Abb. 13.3 Die Angiographie zeigt die nicht behandelte ischämische Netzhaut und die Proliferationen am Wall

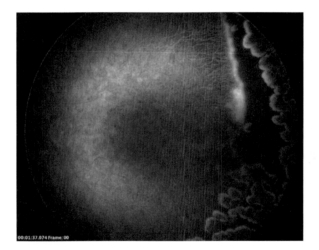

Abb. 13.4 Beobachten Sie auch die Überbehandlung von 4 bis 5 Uhr

geführt. Die Retinopathie schritt fort und 8 Tage später wurde intravitreal Lucentis injiziert. Die Retinopathie schritt bis zum Stadium 4A fort und eine Cerclage wurde angelegt. Die Retinopathie hielt an und der Neugeborene wurde an uns überwiesen. Eine Untersuchung mit Retcam-Angiographie zeigte eine große Skip-Läsion auf der temporalen Seite und viele subretinale Exsudate in der Peripherie. Wir führten eine linsenschonende Vitrektomie und Laserkoagulation durch. Die Retinopathie ging zurück und die Netzhaut legte sich wieder an.

Schlussfolgerung Eine unvollständige Laserbehandlung kann zu einer Fortschreitung der Retinopathie führen und ist die häufigste Ursache für das Versagen

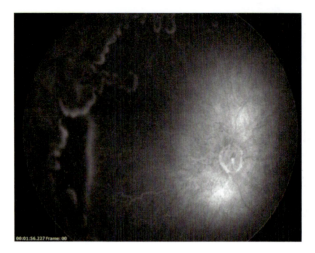

Abb. 13.5 Eine unbehandelte ischämische Netzhaut auf der nasalen Seite. Beobachten Sie auch die Überbehandlung von 9 bis 11 Uhr

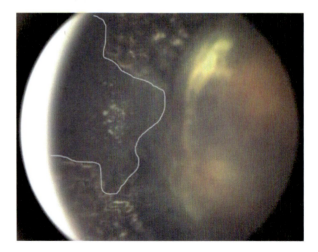

Abb. 13.6 Eine große Skip-Läsion ist in einer ansonsten gut behandelten Netzhaut vorhanden. Beachten Sie auch die Exsudate

der Laserbehandlung. Eine Unterbehandlung muss so früh wie möglich erkannt und so schnell wie möglich gegengesteuert werden. Führen Sie wöchentliche Nachuntersuchungen nach der Laserbehandlung durch. Wenn sich die Retinopathie innerhalb von 2 Wochen nach der Laserkoagulation verschlechtert, planen Sie sofort eine erneute Laserbehandlung durch einen erfahrenen Chirurgen oder führen Sie eine Anti-VEGF-Injektion durch. Im Gegensatz dazu hat eine leichte Überbehandlung mit Laser keine negativen Auswirkungen auf die

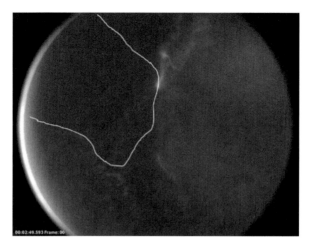

Abb. 13.7 Die Angiographie zeigt deutlich die unbehandelte ischämische Netzhaut

Retinopathie. Wenn die Retinopathie fortschreitet und Sie keine Skip-Läsionen finden, empfehlen wir, zwei Reihen von Laserspots in der physiologischen Netzhaut (hinter dem Wall) zu platzieren.

Anmerkung Wenn Sie keine Erfahrung mit indirekter Laserkoagulation haben, führen Sie immer kombinierte Behandlungen durch: Laserkoagulation und Anti-VEGF in derselben Sitzung.

Teil V
Anti-VEGF-Injektion

Kapitel 14
Größe eines Neugeborenenauges

Immer mehr Kliniken verwenden intravitreales Anti-VEGF zur Behandlung der Retinopathie der Frühgeborenen (ROP). Es gibt viele Bedenken hinsichtlich möglicher okularer und systemischer Nebenwirkungen dieses Medikaments. In der BEAT-ROP-Studie wurde eine Dosierung von 0,625 mg empfohlen, jedoch wurde keine Begründung für diese Dosierung angegeben [1].

Im Falle einer bilateralen Injektion von 0,65 mg Avastin erhält ein Neugeborenes mit einem Gewicht von 1,5 kg die gleiche Dosis wie eine erwachsene Person mit einem Gewicht von 75 kg nach einer einseitigen Injektion. Es ist bekannt, dass eine einseitige Bevacizumab-Injektion bei Erwachsenen die systemischen VEGF-Spiegel für mehrere Wochen unterdrücken kann [2].

Was ist der Vorteil einer niedrigeren Dosis von Anti-VEGF-Medikamenten? Eine niedrigere Dosis Bevacizumab könnte das Risiko möglicher okularer und systemischer Nebenwirkungen der Anti-VEGF-Therapie verringern.

Was sind die *systemischen* Nebenwirkungen? Anti-VEGF gelangt in den Blutkreislauf und kann die Gefäßentwicklung von Lunge, Nieren und Gehirn beeinflussen.

Was sind die *okularen* Nebenwirkungen? Wenn Sie Anti-VEGF bei einem Neugeborenen mit ROP injizieren, erzielen Sie zwei pathophysiologische Effekte:

1. Reduktion der *pathologischen* Neovaskularisation
2. Reduktion der *physiologischen* Vaskularisation der peripheren Retina

Es ist daher wichtig, dass die Dosis des Anti-VEGF-Medikaments *so hoch* ist, dass die pathologischen Proliferationen verschwinden und *so niedrig*, dass die physiologische Vaskularisation nicht gehemmt wird [3].

Um eine Begründung für eine optimale Dosierung für die intravitreale Injektion von Bevacizumab bei ROP-Neugeborenen zu finden, haben wir zwei Berechnungen der Größe des Neugeborenenauges durchgeführt.

U. Spandau und S. J. Kim, *Pädiatrische Netzhauterkrankungen*,
https://doi.org/10.1007/978-3-031-36876-9_14

Erste Berechnung Die axiale Länge eines Neugeborenen mit einem Gestations-
alter von 34 Wochen beträgt 16 mm [4]. Mit der Formel 4/3*p*r3 ergibt sich, dass
das Neugeborenenauge 3,12-mal kleiner ist als das Erwachsenenauge.

Zweite Berechnung Die Länge des Glaskörpers eines Neugeborenen beträgt
10,48 mm, und die Länge des Glaskörpers eines Erwachsenen beträgt 15,0 mm [5].

Mit der gleichen Formel wird das Neugeborenenauge berechnet, um 2,91-mal
kleiner als das Erwachsenenauge zu sein.

Beide Berechnungen zusammen genommen, ist das Neugeborenenauge etwa
1/3 so gross wie das Erwachsenenauge (Abb. 14.1). Das Volumen des Glaskörpers
des Neugeborenen könnte sogar kleiner sein als berechnet, aufgrund der großen
Größe der Linse des Neugeborenen.

Neu berechnete Dosis Die übliche Bevacizumab-Dosierung für einen Erwachsenen
beträgt 1,25 mg. Die empfohlene Dosierung für ROP-Neugeborene beträgt 0,625
mg [1]. Nach unseren Berechnungen sollte jedoch die größenangepasste Dosierung
eines Neugeborenen nicht höher als 1,25 mg/3 = 0,4 mg sein.

Diese Begründung wird durch Studien bestätigt, die zeigen, dass eine Dosierung
von 0,312 mg gute anatomische und funktionelle Ergebnisse bei ROP-
Neugeborenen erzielte [6–8].

Neuere Studien haben gezeigt, dass eine ultraniedrige Dosis von 0,031 mg
Avastin wirksam ist, um ROP-Plus-Erkrankungen zu behandeln [9, 10, 3]. Diese
Dosis entspricht 5 % der normalen Dosis. Die Regression der Retinopathie ist
langsamer, aber die Vaskularisation der unreifen Netzhaut ist schneller.

Der praktische Nachteil der kleinen Dosen besteht darin, dass sie verdünnt
werden müssen, im Gegensatz zur 0,625 mg-Dosis, die keine Verdünnung
erfordert. Dieses Problem kann gelöst werden, wenn die Krankenhausapotheke das
Medikament mit der erforderlichen Dosis herstellt.

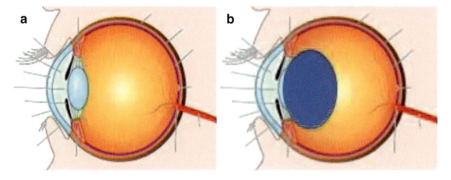

Abb. 14.1 a Erwachsenenauge mit einer axialen Länge von 23,5 mm und einem Volumen von
5,4 ml. **b** Neugeborenenauge mit einer axialen Länge von 16 mm und einem Volumen von 1,7 ml

Schlussfolgerung Neuere Studien deuten darauf hin, dass eine viel niedrigere Dosierung als in der BEAT-ROP-Studie empfohlen möglicherweise ausreichend ist, um ROP zu behandeln. Das folgende Kapitel wird diese dosisabhängigen Studien vorstellen, die zeigen, dass eine viel niedrigere Dosis von Bevacizumab und Ranibizumab ausreicht.

Literatur

1. Mintz-Hittner HA, Kennedy KA, Chuang AZ, BEAT-ROP Cooperative Group. Efficacy of intravitreal bevacizumab for salyage 3+ retinopathy of prematurity. N Engl J Med. 2011;364:603–15.
2. Matsuyama K, Ogata N, Matsuoka M, Takahashi K, Nishimura T. Plasma levels of vascular endothelial growth factor and pigment epithelium-derived factor before and after intravitreal injection of bevacizumab. Br J Ophthalmol. 2010;94(9):1215–8.
3. Wallace DK, Kraker RT, Freedman SF, Crouch ER, Hutchinson AK, Bhatt AR, Rogers DL, Yang MB, Haider KM, VanderVeen DK, Siatkowski RM, Dean TW, Beck RW, Repka MX, Smith LE, Good WV, Hartnett ME, Kong L, Holmes JM, Pediatric Eye Disease Investigator Group (PEDIG). Assessment of lower doses of intravitreous bevacizumab for retinopathy of prematurity: a phase 1 dosing study. JAMA Ophthalmol. 2017;135:654–6.
4. Ehlers N, Mathiesen ME, Andersen H. The prenatal growth of the human eye. Acta Ophthalmol (Kbh). 1968;46:329–49.
5. Larsen JS. The sagittal growth of the eye. Acta Ophthalmol. 1971;49:441–4.
6. Harder BC, Baltz SV, Jonas JB, Schlichtenbrede FC. Intravitreal bevacizumab for retinopathy of prematurity. J Ocul Pharmacol Ther. 2011;27:623–7.
7. Lorenz B. Kommentar: anti-VEGF-Einsatz gut abwägen. Klin Monatsbl Augenheilkd. 2011;225:488–90.
8. Spandau U. What is the optimal dosage for intravitreal bevacizumab for retinopathy of prematurity? Acta Ophthalmol. 2013;91(2):e154.
9. Hillier RJ, Connor AJ, Shafiq AE. Ultra-low-dose intravitreal bevacizumab for the treatment of retinopathy of prematurity: a case series. Br J Ophthalmol. 2018;102(2):260–4. https://doi.org/10.1136/bjophthalmol-2017-310408. Epub 2017 June 27.
10. Şahin A, Gürsel-Özkurt Z, Şahin M, Türkcü FM, Yıldırım A, Yüksel H. Ultra-low dose of intravitreal bevacizumab in retinopathy of prematurity. Ir J Med Sci. 2018;187:417–21.

Kapitel 15
Dosis der Anti-VEGF-Injektion bei Säuglingen

Obwohl Anti-VEGF-Wirkstoffe wie Bevacizumab weltweit häufig zur Behandlung von ROP eingesetzt werden, gibt es nur wenige Studien zum Dosis-Wirkungs-Verhältnis bei ROP. In der Anfangsphase der Verwendung von Bevacizumab bei ROP wurde häufig die Hälfte der Erwachsenendosis verwendet, wie in der BEAT-ROP-Studie (0,625 mg in 0,025 ml Lösung) [1]. In jüngster Zeit gibt es eine wachsende Anzahl von Studien zur Verwendung einer niedrigeren Dosis von Bevacizumab.

15.1 Vergleich des Intraokularvolumens zwischen Säuglings- und Erwachsenenaugen

Wenn wir annehmen, dass Augapfel eine mit Glaskörperflüssigkeit gefüllte Kugel ist, beträgt das Volumen $4/3 \times \pi \times$ (axiale Länge/2). Frühere Studien zur axialen Länge bei Frühgeborenen zeigten, dass die axiale Länge bei einer PMA von 32 bis 40 Wochen zwischen 15 und 17 mm liegt [2]. Daher kann das Intraokularvolumen von Säuglingsaugen im Vergleich zu durchschnittlichen Erwachsenenaugen (die axiale Länge beträgt etwa 23 mm) zwischen 27 % und 40 % liegen (Tab. 15.1). Mit anderen Worten, die maximale Konzentration eines injizierten Wirkstoffs in Säuglingsaugen wird 2,5–3,6-fach höher sein als in Erwachsenenaugen. Daher sollte die Injektionsdosis theoretisch etwa 1/3–1/4 der Erwachsenendosis betragen. Darüber hinaus kann, wenn das Ziel der Anti-VEGF-Injektion bei ROP keine langfristige Unterdrückung von VEGF als Monotherapie ist und Sie eine Laserbehandlung nach einiger Zeit bevorzugen, eine niedrigere Dosis versucht werden.

Tab. 15.1 Geschätztes Glaskörpervolumen und maximale intravitreale Konzentration in Säuglingsaugen im Vergleich zu denen von Erwachsenenaugen

Axiale Länge (mm)	Volumen	% Erwachsenenvolumen	Maximale Konzentration nach Injektion von 0,625 mg Bevacizumab (mg/ml)	x Erwachsenenkonzentration
15	1,77	27,7	0,35	3,6
16	2,14	33,7	0,29	3,0
17	2,57	40,4	0,24	2,5
23	6,37	100	0,10	1,0

15.2 Dosis von intravitrealer Bevacizumab (Avastin) bei ROP

15.2.1 Dosis von Bevacizumab in Fallserienstudien

In der BEAT-ROP Studie, einer prospektiven randomisierten Studie, die Laser gegen Bevacizumab bei Stadium 3+ ROP vergleicht, und in vielen anderen Studien wurden 0,625 mg Bevacizumab in 0,025 ml Lösung intravitreal verabreicht [1]. Neuere Studien haben über die Ergebnisse einer niedrigeren Dosis von Bevacizumab berichtet. In der Studie von Kim et al. aus dem Jahr 2014 [3] und der Studie von Yoon et al. aus dem Jahr 2016 [4] in Südkorea war 0,25 mg (1/5 der Erwachsenendosis für AMD) Bevacizumab als Kombinationstherapie mit Laserbehandlung für Zone I+ ROP wirksam. Die Studie von Hiller et al. aus dem Jahr 2018 im Vereinigten Königreich untersuchte retrospektiv das Ergebnis von 0,16 mg (etwa 1/8 der Erwachsenendosis für altersbedingte Makuladegeneration) bei 29 Augen von 15 Patienten mit behandlungsbedürftiger ROP [5]. Der „Behandlungserfolg" wurde als vollständige Regression der Retinopathie und Vaskularisation in (oder Laserablation von) Zone 3 definiert. Primärer Erfolg (in Reaktion auf IVB 0,16 mg allein) wurde bei 79,3 % und sekundärer Erfolg (bei zusätzlich erforderlicher Behandlung) bei 93,1 % beobachtet. Eine erneute Behandlung wurde bei **Rezidiv von ROP** in 6/29 Augen (20,6 %) durchgeführt.

Es sollte beachtet werden, dass die Definition von Behandlungserfolg und Rezidiv von ROP nach Injektion in den Studien nicht einheitlich ist. Daher ist der Vergleich zwischen Studien nicht einfach.

15.2.2 Ergebnisse einer Phase-1-Dosierungsstudie der Pediatric Eye Disease Investigator Group (PEDIG)

Kürzlich wurden die kurzfristigen Ergebnisse einer Dosierungsstudie von intravitreal Bevacizumab bei ROP der Pediatric Eye Disease Investigator Group (PEDIG) ver öffentlicht [6, 7]. In dieser Studie wurden Frühgeborene mit behandlungsbedürftiger ROP (Typ 1 ROP) in einem oder beiden Augen und ohne vorherige Behandlung eingeschlossen. In dieser Studie wurde eine intravitreale Injektion von Bevacizumab in 10 µL in das Studienauge mit einer 300-µL-Spritze (Abb. 15.1) und einer 5/16-Zoll, 30-Gauge-Festnadel verabreicht.

Der primäre Parameter war die „erfolgreiche Behandlung von ROP" definiert als Verbesserung innerhalb von 4 Tagen oder früher und kein Wiederauftreten von Typ-1 ROP oder schwerer Neovaskularisation, die innerhalb von 4 Wochen eine zusätzliche Behandlung erfordert. Bei Säuglingen mit Plus-Krankheit wird die Verbesserung bei der Untersuchung 4 Tage nach der Injektion als Plus-Krankheit definiert, die nicht mehr vorhanden ist. Bei Säuglingen mit Typ-1-ROP ohne Plus-Krankheit (d. h. Zone I, Stadium 3) wird die Verbesserung bei der Untersuchung 4 Tage nach der Injektion definiert als: (1) eine signifikante Reduktion der Schwere und/oder des Ausmaßes der extraretinalen Neovaskularisation und (2) wenn Pre-Plus vor der Injektion vorhanden war, Reduktion des Grades der abnormalen Gefäßerweiterung und/oder Tortuosität.

Eine Dosis wurde als wirksam angesehen, wenn sie bei mindestens 80 % der Probanden erfolgreich behandelt wurde. Ein unabhängiges Komitee über-prüfte die Ergebnisse und bestimmte die nächste zu testende Bevacizumab-Dosis bei 10–14 Säuglingen auf der Grundlage des Erfolgsanteils: Dosis reduziert für 80 % oder mehr Erfolg, Dosis wiederholt für 70 % bis weniger als 80 % Erfolg und Dosis erhöht oder die Studie beendet für weniger als 70 % Erfolg. Drei

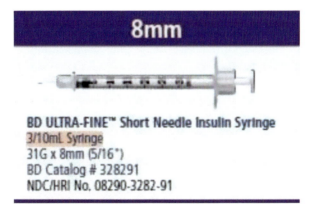

Abb. 15.1 0,3 ml Insulinspritze mit einer 8 mm Nadel. Die 8 mm Nadel ist sicherer für die kurzen Augen von Neugeborenen. (BD USA, Fotocourtesy BD)

Dosisreduktionen wurden evaluiert, wobei jede die Hälfte der vorherigen Dosis-Konzentration betrug (0,125 mg, 0,063 mg und 0,031 mg jeweils in 10 µL, verdünnt mit normaler Kochsalzlösung).

Der sekundäre Parameter Maßnahmen umfassen Plasmaspiegel von Avastin und VEGF vor der Injektion und 2 und 4 Wochen nach der Injektion, Anzahl der Augen, die eine zusätzliche Behandlung/en für ROP benötigen, alle unerwünschten Ereignisse oder Komplikationen, Beurteilung des Sehvermögens im korrigierten Alter von 12 Monaten usw.

Die Ergebnisse dieser Studie zeigten, dass Erfolg in 11 von 11 Augen bei 0,25 mg, 14 von 14 Augen bei 0,125 mg, 21 von 24 Augen bei 0,063 mg und 9 von 9 Augen bei 0,031 mg erreicht wurde, was etwa 5 % der Dosis in der BEAT-ROP-Studie und etwa 1/40 der Erwachsenendosis für altersbedingte Makuladegeneration entspricht.

Obwohl weitere langfristige Untersuchungen erforderlich sind, um die optimale Dosis und systemische Sicherheit zu bestimmen, legen die kurzfristigen Ergebnisse dieser Studie nahe, dass eine viel niedrigere Dosis als die üblicherweise verwendete zumindest für 4 Wochen wirksam sein könnte. Wenn es ein Risiko für neurologische Entwicklungsstörungen durch intravitreales Bevacizumab gibt (bisher gibt es widersprüchliche Ergebnisse zu diesem Thema), könnte eine niedrigere Dosis das Risiko und/oder andere mögliche systemische Nebenwirkungen reduzieren.

15.2.3   Praktische Probleme bei der Verwendung einer niedrigeren Dosis Bevacizumab

In der PEDIG-Studie wurde Bevacizumab mit normaler Kochsalzlösung verdünnt, um die Dosis von 0,125 mg, 0,063 mg und 0,031 mg jeweils in 10 µL zu erreichen. Das Trägermittel von Avastin ist jedoch nicht normale Kochsalzlösung. Ein Fläschchen Avastin enthält 25 mg/ml Bevacizumab in wässriger Lösung mit Natriumphosphonat, Trehalose-Dihydrat und Polysorbat. Obwohl pharmazeutischer Grad von PBS oder Lösungen mit ähnlichen Bestandteilen nicht leicht erhältlich sind, könnte die Verwendung von PBS anstelle von normaler Kochsalzlösung in Betracht gezogen werden. Darüber hinaus könnte der Verdünnungsprozess das Risiko einer Kontamination erhöhen. Daher sollte die Verdünnung von Avastin mit normaler Kochsalzlösung sorgfältig versucht werden.

15.3   Dosis von Ranibizumab (Lucentis) für ROP

15.3.1   *Vergleich alternativer Ranibizumab-Dosierungen hinsichtlich Sicherheit und Wirksamkeit bei Retinopathie der Frühgeborenen (CARE-ROP) Studie [8]*

Die kürzlich durchgeführte CARE-ROP Pilotstudie in Deutschland zeigte, dass Ranibizumab wirksam ist, um die akute Phase der ROP zu kontrollieren und dass 24 % der Standarderwachsenendosis (0,12 mg) ebenso wirksam zu sein scheinen wie 40 % (0,20 mg). Darüber hinaus deutet eine überlegene Vaskularisation der peripheren Retina mit 0,12 mg Ranibizumab darauf hin, dass die niedrigere Dosis möglicherweise günstiger ist. Außerdem wurden die VEGF-Plasmawerte in keiner der beiden Gruppen systematisch verändert, was darauf hindeutet, dass eine systemische VEGF-Unterdrückung nach Ranibizumab möglicherweise weniger häufig ist als nach Bevacizumab. Tatsächlich zeigten Bakri und Kollegen, dass Ranibizumab eine viel kürzere Serumhalbwertszeit als Bevacizumab hat (2 Stunden gegenüber 20 Tage) [9].

Wichtige Punkte
1. Im Falle einer bilateralen Avastin-Injektion mit einer Dosis von 0,625 mg erhält ein Neugeborenes mit einem Gewicht von 1–2 kg die gleiche Dosis wie ein erwachsener Patient mit einem Gewicht von 60–80 kg.
2. Die PEDIG-Studie zeigt, dass eine Dosis von 0,031 mg ausreicht, um ROP zu behandeln. Diese Dosis entspricht 5 % der Erwachsenendosis.
3. Eine Anti-VEGF-Injektion ist nicht benutzerabhängig. Eine Laserbehandlung hingegen ist benutzerabhängig.
4. Ranibizumab (Lucentis®) unterdrückt die VEGF-Spiegel im Serum nicht (Stahl et al. 2018)
5. Die optimale Dosis beträgt 0,2 μl Ranibizumab.

Literatur

1. Mintz-Hittner HA, Kennedy KA, Chuang AZ, BEAT-ROP Cooperative Group. Efficacy of intravitreal bevacizumab for stage 3+ retinopathy of prematurity. N Engl J Med. 2011;364:603–15.
2. Laws DE, Haslett R, Ashby D, O'Brien C, Clark D. Axial length biometry in infants with retinopathy of prematurity. Eye (Lond). 1994;8:427–30.
3. Kim J, Kim SJ, Chang YS, Park WS. Combined intravitreal bevacizumab injection and zone I sparing laser photocoagulation in patients with zone I retinopathy of prematurity. Retina. 2014;34:77–82.

4. Yoon JM, Shin DH, Kim SJ, Ham DI, Kang SW, Chang YS, Park WS. Outcomes after laser versus combined laser and bevacizumab treatment for type 1 retinopathy of prematurity in zone I. Retina. 2017;37:88–96.
5. Hillier RJ, Connor AJ, Shafiq AE. Ultra-low-dose intravitreal bevacizumab for the treatment of retinopathy of prematurity: a case series. Br J Ophthalmol. 2018;102:260–4.
6. Wallace DK, Kraker RT, Freedman SF, Crouch ER, Hutchinson AK, Bhatt AR, Rogers DL, Yang MB, Haider KM, VanderVeen DK, Siatkowski RM, Dean TW, Beck RW, Repka MX, Smith LE, Good WV, Hartnett ME, Kong L, Holmes JM, Pediatric Eye Disease Investigator Group (PEDIG). Assessment of lower doses of intravitreous bevacizumab for retinopathy of prematurity: a phase 1 dosing study. JAMA Ophthalmol. 2017;135:654–6.
7. Wallace DK, Dean TW, Hartnett ME, Kong L, Smith LE, Hubbard GB, McGregor ML, Jordan CO, Mantagos IS, Bell EF, Kraker RT, Pediatric Eye Disease Investigator Group. A dosing Study of bevacizumab for retinopathy of prematurity: late recurrences and additional treatments. Ophthalmology. 2018;125:1961–6. https://doi.org/10.1016/j.ophtha.2018.05.001.
8. Stahl A, Krohne TU, Eter N, Oberacher-Velten I, Guthoff R, Meltendorf S, Ehrt O, Aisenbrey S, Roider J, Gerding H, Jandeck C, Smith LEH, Walz JM, Comparing Alternative Ranibizumab Dosages for Safety and Efficacy in Retinopathy of Prematurity (CARE-ROP) Study Group. Comparing alternative ranibizumab dosages for safety and efficacy in retinopathy of prematurity: a randomized clinical trial. JAMA Pediatr. 2018;172:278–86.
9. Bakri SJ, Snyder MR, Reid JM, et al. Pharmacokinetics of intravitreal ranibizumab (Lucentis). Ophthalmology. 2007;114:2179–82.

Kapitel 16
Technik der Anti-VEGF-Injektion

16.1 Allgemeine Richtlinien für intravitreale Injektionen

Mehrere Punkte machen intravitreale Injektionen bei Neugeborenen schwieriger als bei Erwachsenen. (1) Die Anatomie des Neugeborenenauges. Eine fehlende Pars plana erfordert eine Injektionsstelle 1–1,5 mm hinter dem Limbus. Das Vorhandensein einer großen Linse erhöht das Risiko einer Linsenverletzung während einer intravitrealen Injektion (2) Das Medikamentenvolumen ist sehr klein. Wenn Sie ein kleines Medikamentenvolumen injizieren, ist die Strecke, die der Kolben zurücklegen muss, kurz. Es ist daher schwierig zu beurteilen, ob das Medikament die Spritze verlassen hat. (3) Das letztere Problem kann durch die Verwendung eines Mikroskops gelöst werden. Eine erfolgreiche Injektion kann nur mit einem Operationsmikroskop überprüft werden. Sie stehen unter hohem Druck, die erste Injektion erfolgreich durchzuführen, da ein Versagen zu einer Fortschreitung der ROP-Erkrankung führen wird. Dieser Druck besteht bei Erwachsenenerkrankungen wie AMD oder diabetischem Makulaödem nicht.

16.2 Überlegungen vor der Injektion

16.2.1 Klinische Umgebung

Bei Säuglingen und Kindern können intravitreale Injektionen auf einer neonatologischen Intensivstation oder in einem Operationssaal durchgeführt werden. Grundsätzlich kann die Injektion am Bett des Patienten erfolgen. Die

Vorteile von Injektionen am Bett sind: (1) Keine Vollnarkose erforderlich, (2) Die Belastung für das Neugeborene ist sehr gering (3) Geringere Belastung für die pädiatrische Station. Die *Nachteile* sind: (1) Chirurgisch schwieriger, (2) Nicht sterile Bedingungen (3) Höheres Komplikationsrisiko wie Linsenverletzung aufgrund fehlenden Mikroskops.

Die *Vorteile einer Injektion im OP* sind: (1) Vollnarkose (2) Hervorragende sterile Bedingungen (3) Geringes Infektionsrisiko (4) Ruhiger Kopf (5) Verwendung eines Mikroskops (6) Reduziertes Komplikationsprofil (Linsenverletzung) (7) Visualisierung des Medikaments im Glaskörperraum, die *Nachteile* sind: (1) Diese Einrichtung ist möglicherweise nur in tertiären Zentren wie Universitätskliniken möglich.

16.2.2 Bilaterale Injektionen

Wenn bilaterale intravitreale Injektionen erforderlich sind, sollte die Injektion für jedes Auge als separater Eingriff durchgeführt werden, wobei für jedes Auge eine separate Vorbereitung erfolgt.

16.2.3 Sedierung

Intravitreale Injektionen können bei wachen Säuglingen in einem sterilen Raum auf der Intensivstation durchgeführt werden. Injektionen können auch bei Säuglingen mit intravenöser Sedierung oder Vollnarkose durchgeführt werden. Alter, Körpergewicht, allgemeine Bedingungen, systemische Begleiterkrankungen und begleitende Verfahren wie Netzhautbildgebung mit Funduskamera und OCT oder Laserphotokoagulation sollten vor der Entscheidung für die geeignete Sedierungsmethode berücksichtigt werden. Nutzen, Risiken und mögliche Komplikationen im Zusammenhang mit der Sedierung können mit den behandelnden Kinderärzten besprochen und die Einwilligung des *Elternteils* oder des gesetzlichen *Vormunds* eingeholt werden.

16.2.4 Vorbestehende systemische/okulare Erkrankungen

Blutungsneigung, okuläre Hypertonie/Glaukom und aktive äußere Infektionen wie virale Keratokonjunktivitis sollten überprüft werden. Es gibt nur wenige Studien über das Auftreten von Nebenwirkungen bei Augen mit aktiver äußerer Infektion bei Säuglingen. Eine kürzlich durchgeführte Studie in der Türkei zeigte, dass 9 Augen mit aktiver adenoviraler Keratokonjunktivitis nach intravitrealen Injektionen für ROP keine Nebenwirkungen aufwiesen [1].

16.3 Intravitreale Injektionstechnik bei Säuglingen

16.3.1 Pupillenerweiterung

Pupillenerweiterung ist notwendig, um zu beurteilen, ob das Medikament ins Auge gelangt ist. Pupillenerweiterung ist auch notwendig für Fundusuntersuchungen vor und direkt nach der Injektion.

16.3.2 Anästhesie

Topische Anästhesie (z. B. Proparacain-Augentropfen) wird empfohlen. Subkonjunktivale Anästhesie wird nicht empfohlen, da eine konjunktivale Chemose die Injektion erschwert.

16.3.3 Antisepsis

Das Tragen von sterilen Handschuhen und Operationsmasken wird empfohlen. Eine Lidretraktion mit einem sterilen Spekulum wird ebenfalls empfohlen. Es gibt keine Belege für die routinemäßige Verwendung einer sterilen Abdeckung, aber viele Ärzte bevorzugen die Verwendung einer sterilen Abdeckung für Säuglinge auf der Neugeborenen-Intensivstation. Povidon-Jod sollte auf die Augenoberfläche und die Augenlider aufgetragen werden. Laut der US-Richtlinie für intravitreale Injektionen sollte Povidon-Jod das letzte Mittel sein, das auf die Injektionsstelle aufgetragen wird [2]. Die Verwendung von prä-, peri- und postoperativen (topischen) Antibiotika wird im Allgemeinen nicht empfohlen.

16.3.4 Nadel und Spritze

30er-Kaliber oder dünnere Nadeln werden im Allgemeinen empfohlen. Eine ½-Zoll-Nadel (12,7 mm) wird häufig für erwachsene Patienten verwendet. Für Neugeborene kann dies jedoch zu lang sein. Die axiale Länge eines ROP-Auges bei 36 Wochen PMA beträgt 15,2 mm und ist 1 mm kürzer als ein gesundes Auge im gleichen Alter (Abb. 16.1) [3]. Wenn also eine ½-Zoll-Nadel 1 mm vom Hornhautlimbus in den Naben eingeführt wird, könnte dies zu einer Netzhautschädigung führen. Ein kürzlich veröffentlichter Bericht über ein postmortales enukleiertes Auge bei 56 Wochen PMA mit einer axialen Länge von 20 mm zeigte, dass eine Standard-30-G-½-Zoll-Nadel bei Einführung in den

Naben zu einer Perforation des hinteren Pols führen kann [4]. Daher ist für Frühgeborene eine kürzere Nadel wie eine 5/16-Zoll-Nadel möglicherweise sicherer. Als Spritze empfehlen wir eine Insulinspritze, um kleine Volumina zu injizieren (Abb. 16.2).

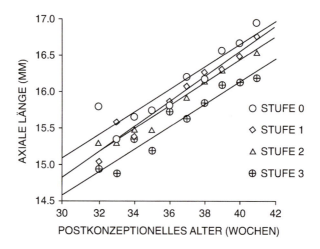

Abb. 16.1 Mittlere axiale Länge und maximales akutes Stadium von ROP (rechtes Auge) mit linearer Regression. Die axiale Länge war bei Säuglingen mit höheren ROP-Stadien reduziert, die Wachstumsraten während der Studienzeit unterschieden sich jedoch nicht signifikant nach ROP-Stadium. (Nachdruck mit Genehmigung von Springer Nature, Eye, Laws et al. [3] Copyright (1994))

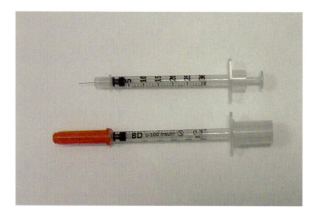

Abb. 16.2 Insulin Spritze mit einer 31G, 8 mm Nadel. Die 8 mm Nadel könnte für die kurzen Augen von Neugeborenen sicherer sein

16.3.5   Volumen der Medikation

Wir injizieren 0,02 ml Ranibizumab oder Bevacizumab mit der dargestellten Insulin Spritze in Abb. 16.2. Eine noch bessere Dosis ist das Injektionsvolumen von 0,01 ml. Die letztere Dosis erfordert die Verwendung eines Operationsmikroskops, um diese minimale Menge an Medikamenten, visualisieren zu können (Abb. 16.3).

16.3.6   Ort der Injektion

Bei frühgeborenen Säuglingen mit behandlungsbedürftiger ROP kann die intravitreale Injektion sicher 1,0–1,5 mm hinter dem Limbus durchgeführt werden (Abb. 16.4). Es sollte beachtet werden, dass in der BEAT-ROP-Studie die Injektionen 2,5 mm hinter dem Limbus durchgeführt wurden [5]. Dies birgt jedoch ein erhebliches Risiko für Netzhautschäden im Säuglingsauge.

16.3.7   Wie man am Bett injiziert

Nachdem Povidon-Jod-Lösung auf die Augenoberfläche und die Augenlider aufgetragen, die Augenlider mit einem sterilen Spekulum zurückgezogen und die Injektionsstelle mit einem Kaliper markiert wurde, kann die Injektion mit oder ohne Assistenten durchgeführt werden. Wenn die Injektion ohne Assistenten durchgeführt wird, halten Sie den Augapfel mit einer Pinzette oder einem

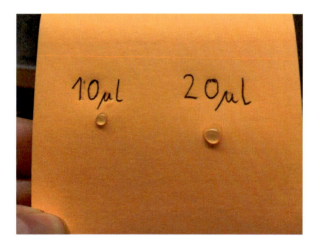

Abb. 16.3 0,01 ml (10 μl) und 0,02 ml (20 μl) Volumen einer Flüssigkeit

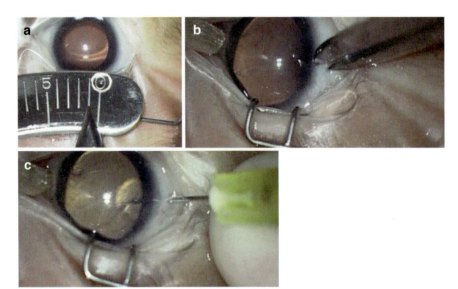

Abb. 16.4 a Intravitreale Injektion bei einem Säugling mit behandlungsbedürftiger ROP. Der Abstand zum Limbus beträgt 1 mm. **b** Messen Sie die Injektionsstelle mit einem Messinstrument **c** Beobachten Sie, dass das Medikament in den Glaskörper gelangt. Nur wenn Sie gesehen haben, dass das Medikament in den Glaskörper injiziert wurde, wissen Sie, dass die Behandlung erfolgreich war. Dies ist der große Vorteil bei der Verwendung eines Operationsmikroskops

Augapfelrotator in einer Hand und die Spritze in der anderen Hand. Dann drücken Sie den Kolben mit dem Zeigefinger. Wenn die Injektion mit einem Assistenten durchgeführt wird, halten Sie den Augapfel mit einer Pinzette oder einem Augapfelrotator in einer Hand und die Spritze in der anderen Hand. Und dann drückt der Assistent den Kolben.

16.3.8   Wie man im Operationssaal mit dem Mikroskop injiziert

Wir empfehlen, dass der Chirurg die Spritze hält und die OP-Schwester den Kolben drückt. Markieren Sie die Sklera 1,0–1,5 mm hinter dem Limbus. Durchstechen Sie die Sklera mit der 30G-Nadel und bewegen Sie die Nadel langsam in Richtung des Sehnervs. Die Linse eines Neugeborenen ist im Vergleich zur Augapfel sehr groß. Eine Linsenverletzung bei einer Neugeborenenlinse ist leichter gemacht als bei einer Erwachsenenlinse. Fokussieren Sie das Mikroskopbild hinter der Linse. Nach einer Weile erscheint die Nadel. Jetzt drückt der Assistent langsam den Kolben. Sie sehen, dass das Medikament in den Glaskörper eintritt.

Entfernen Sie die Spritze und verschließen Sie die Sklerotomiewunde mit einem Wattestäbchen.

16.3.9 Nach der Injektion

Der intraokulare Druck kann ansteigen. Daher sollte nach der Injektion die zentrale retinale Arterien-/Venendurchblutung bestätigt werden, obwohl es meines Wissens nach noch keinen Bericht über eine zentrale arterielle Okklusion nach intravitrealer Injektion bei Säuglingen gibt. Auch bei der Fundusuntersuchung können neue Blutungen oder Linsenschäden überprüft werden.

16.3.10 Nachuntersuchungen

Nachuntersuchungen werden 2–4 Tage nach der Injektion durchgeführt, um eine Endophthalmitis auszuschließen. Die nächste Nachuntersuchung erfolgt 7 Tage nach der Injektion, um den Fundus zu untersuchen. Anschließend werden wöchentliche Untersuchungen empfohlen. Die positive Wirkung der Injektion sollte nach 2 Wochen deutlich sichtbar sein. Nach 1 Woche erwarten wir einen stabilen oder leicht verbesserten Fundus, aber keine Verschlechterung. Wenn eine Verschlechterung vorliegt, untersuchen Sie das Neugeborene 3 Tage später erneut. Wenn die Verschlechterung anhält, injizieren Sie sofort erneut Anti-VEGF.

Wichtige Punkte für die Anti-VEGF-Injektion

- Die optimale Dosis für Bevacizumab ist noch nicht gefunden.
- Das beste Medikament könnte Ranibizumab sein, da es möglicherweise das systemische VEGF nicht so stark unterdrückt wie Bevacizumab
- Die übliche Dosis für Ranibizumab beträgt 0,02 ml (0,2 mg).
- Die beste Spritze ist eine Insulinspritze mit einer 30G-Nadel

---

Literatur

1. Koçluk Y, Alyamaç Sukgen E. Intravitreal anti-VEGF treatment for retinopathy of prematurity in infants with active adenoviral keratoconjunctivitis. Cutan Ocul Toxicol. 2018;37:15–8.
2. Avery RL, Bakri SJ, Blumenkranz MS, Brucker AJ, Cunningham ET Jr, D'Amico DJ, Dugel PU, Flynn HW Jr, Freund KB, Haller JA, Jumper JM, Liebmann JM, McCannel CA, Mieler WF, Ta CN, Williams GA. Intravitreal injection technique and monitoring: updated guidelines of an expert panel. Retina. 2014;34:S1–S18.

3. Laws DE, Haslett R, Ashby D, O'Brien C, Clark D. Axial length biometry in infants with retinopathy of prematurity. Eye (Lond). 1994;8:427–30.
4. Wright LM, Vrcek IM, Scribbick FW 3rd, Chang EY, Harper CA 3rd. Technique for infant intravitreal injection in treatment of retinopathy of prematurity. Retina. 2017;37:2188–90.
5. Mintz-Hittner HA, Kennedy KA, Chuang AZ, BEAT-ROP Cooperative Group. Efficacy of intravitreal bevacizumab for stage 3+ retinopathy of prematurity. N Engl J Med. 2011;364:603–15.

Teil VI
Versagen, Rezidiv und Nachsorge

Kapitel 17
Rezidive und Komplikationen nach Laserkoagulation und Anti-VEGF-Behandlung

Die Definition einer erfolgreichen Anti-VEGF Behandlung für ROP plus Krankheit ist etwas unklar. In der BEAT-ROP-Studie war „Rezidiv" das primäre Ergebnismaß [1]. Ein Rezidiv ist eine bekannte Wirkung der Anti-VEGF-Behandlung bei Krankheiten wie neovaskulärer AMD, CRVO, diabetischer Makulopathie und so weiter. Diese Krankheiten erfordern wiederholte Anti-VEGF-Injektionen und wir betrachten ein Rezidiv eines Makulaödems nicht als Behandlungsversagen. Was bedeutet „Rezidiv" für eine Anti-VEGF-Behandlung bei ROP plus Krankheit? Wenn eine Anti-VEGF-Injektion zu einem Verschwinden (Regression) der ROP plus Krankheit führt, dann ist ein Behandlungs**erfolg** eingetreten. Wenn während der weiteren Nachbeobachtung eine Reaktivierung auftritt, d.h. die ROP plus Krankheit wieder erscheint, dann ist ein Rezidiv eingetreten. Aber dieses Rezidiv ist kein Behandlungsversagen. Wenn jedoch trotz einer Anti-VEGF-Injektion die ROP plus Krankheit nicht verschwindet, sondern bestehen bleibt, dann ist ein Behandlungsversagen eingetreten. Aber dieses Behandlungs**versagen** ist kein Rezidiv, sondern eine Persistenz.

Rezidiv impliziert daher Reaktivierung nach einer Phase der Regression, während *Persistenz* andererseits als mangelnde **Regression** nach der Behandlung definiert ist. Manchmal ist es schwierig, Rezidiv von **Persistenz** zu unterscheiden. Eine anhaltende Aktivierung nach der Behandlung wird als Persistenz definiert, aber ein vollständiges Verschwinden der Plus-Krankheit wird als Regression und eine verzögerte Reaktivierung als Rezidiv definiert. Eine Regression ist ein Erfolg, eine Persistenz ist ein Versagen. Wir definieren willkürlich ein Behandlungsversagen innerhalb des ersten Monats als Persistenz und nach 1 Monat als Rezidiv (siehe Abb. 17.1).

Ein weiteres wichtiges Kriterium für eine erfolgreiche ROP-Behandlung ist die Komplikationsrate. Die BEAT-ROP-Studie berichtete, dass die Komplikationsrate für Anti-VEGF viel niedriger (3 %) ist als für die Laser-Photokoagulation (37 %)

U. Spandau und S. J. Kim, *Pädiatrische Netzhauterkrankungen*, https://doi.org/10.1007/978-3-031-36876-9_17

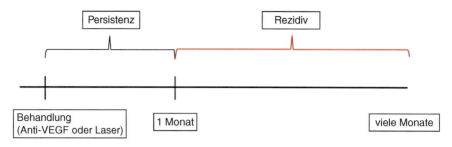

Abb. 17.1 Persistenz versus Rezidiv. Wenn ROP 3+ 1 Monat nach der Behandlung anhält, wird es als Persistenz definiert. Wenn ROP 3+ nach 1 Monat wieder auftritt, definieren wir es als Rezidiv

Tab. 17.1 Ein Vergleich der Komplikationsrate für Bevacizumab und Laser-Koagulation

Komplikationen [2, 3]		
	Bevacizumab-Injektion	Laser-Koagulation
Makuladragging	1	22
Netzhautablösung	2	2
Hornhauttrübung		1 erfordert Hornhauttrans- plantation
Linsentrübung		3 erfordert Linsenentfernung
Gesamt	**3 %**	**37 %**

[2]. In der Laser-Koagulationsgruppe trat eine große Zahl an Makuladragging auf. Weitere Details finden Sie in Tab. 17.1. Andere Studien berichten von einer höheren Inzidenz von Netzhautablösungen nach Anti-VEGF-Behandlung im Vergleich zur Laser-Photokoagulation [4].

Die zuvor erwähnten Ergebnisparameter messen nur das strukturelle oder anatomische Ergebnis. Der wichtigste Parameter für uns ist jedoch das endgültige Sehschärfeergebnis. Ein guter funktioneller Ergebnisparameter, wie er in der laufenden Rainbow-Studie (Lucentis für ROP-Zone I und II) verwendet wird, ist die „Sehschärfe im Alter von 6 Jahren". Diese Daten fehlen jedoch, und die kommenden Jahre werden uns mehr Einblick geben.

Zusammenfassend: Die Hauptparameter, die die ROP-Behandlung beschreiben, sind (1) Misserfolg oder Erfolg, (2) Komplikation und (3) Rezidiv. Misserfolg (oder Erfolg) kann als günstiges anatomisches Ergebnis oder als funktioneller Parameter wie Sehschärfe im Alter von 6 Jahren gemessen werden [5]. Ein weiterer wichtiger Ergebnisparameter ist eine niedrige Komplikationsrate (Makulaziehen, Netzhautablösung). Rezidiv ist ein weniger wichtiger Ergebnisparameter bei der ROP-Erkrankung.

Tab. 17.2 Die Rezidivrate für Laser Koagulation, Bevacizumab und Ranibizumab

Rezidivrate		
	Zone I	Zone II
Laserkoagulation	42 % [2]	12 % [2]
	26 % [2]	
	30 % [6]	
Bevacizumab (Avastin®)	31,6 % [1]	5 % [2]
	50 % [7]	
Ranibizumab (Lucentis®)	61 % [3]	31 % [3]
	67 % [8]	

Tab. 17.3 Die Wiederauftretenszeit für Bevacizumab und Ranibizumab

Wiederauftretenszeit	
Bevacizumab (Avastin®)	11–21 (Spitze bei 16) Wochen, maximal 65 [1]
	4–35 (Spitze bei 1,4), maximal 69 [4]
Ranibizumab (Lucentis®)	4-29 (Spitze 8,6) Wochen [3]

Die Rezidivrate von Anti-VEGF ist höher als die von Laserkoagulation

Die BEAT-ROP Studie berichtet eine niedrigere Rezidivrate für Anti-VEGF als für Laserphotokoagulation [2]. Weitere Einzelheiten finden Sie in Tab. 17.2. Aber heute wissen wir, dass die Anti-VEGF-Behandlung eine höhere Rezidivrate als die Laserphotokoagulation aufweist [1, 4].

In Bezug auf die Anti-VEGF-Behandlung zeigen viele Studien eine Rezidivrate von etwa 50 % [2, 3, 6, 8]. Die Rezidivrate von Laserkoagulation ist mit etwa 10 % niedrig [9].

Zeitpunkt des Rezidivs für Laserkoagulation und Anti-VEGF-Behandlung (Tab. 17.3)

Das Rezidiv einer Laserkoagulation tritt viel früher auf als das Rezidiv bei Anti-VEGF. Bei Augen mit Zone-I-Erkrankung beträgt die Zeit bis zum Wiederauftreten 6 Wochen nach Laserkoagulation und 19 Wochen nach Anti-VEGF-Behandlung [2, 4]. Einzelheiten finden Sie in Tab. 17.3. Es gibt einen entscheidenden Unterschied zwischen dem Rezidiv bei Anti-VEGF und Laserkoagulation. Ein Rezidiv bei Laserkoagulation ist in den meisten Fällen eine Persistenz, da eine vollständige Laserkoagulation zu einem Verschwinden der Plus-Erkrankung führt. Und nur eine unvollständige Laserkoagulation führt zu einer Persistenz. Im Gegensatz dazu verschwindet nach der Anti-VEGF-Behandlung die ROP-Plus-Erkrankung und später tritt ein Rezidiv auf (siehe Abb. 17.1).

Risikofaktoren für ein Rezidiv

Niedriges Gestations-Alter und niedriges Gewicht sind Risikofaktoren für das Rezidiv. Das durchschnittliche Gestationsalter ist in der Gruppe mit rezidivierender ROP (23,9 Wochen) signifikant niedriger als bei nicht rezidivierenden ROP-Säuglingen (24,8 Wochen). Darüber hinaus ist das durchschnittliche Geburtsgewicht bei rezidivierenden APROP-Säuglingen (512 Gramm) signifikant niedriger als bei ROP-Stadium-3+-Säuglingen (638 Gramm) [1].

Ranibizumab (Lucentis®) hat eine frühere Rezidivrate als Bevacizumab (Avastin®)

Es gibt eine wachsende Menge an Beweisen, dass Ranibizumab eine höhere Rezidivrate als Bevacizumab hat [3, 10, 11]. Aktuelle Studien zeigten eine Rezidivrate von 31–50 % für Bevacizumab und 66 % für Ranibizumab.

Bevacizumab: Studien berichten von einem durchschnittlichen Rezidivsintervall bei 14,4–16 Wochen [2, 4].

Ranibizumab:Feng J beobachtete ein Rezidivintervall bei 8,5 Wochen GA [3]. Weitere Details finden Sie in Tab. 17.3.

Übliche Injektionszeit für die erste Anti-VEGF-Behandlung

Die übliche Injektionszeit für die erste Anti-VEGF-Behandlung beträgt 33,8 Wochen für Zone-I-ROP und 35,5 Wochen für Zone-II-ROP Wochen [2, 4]. Siehe Abb. 17.2.

Übliche Injektionszeit für die zweite Anti-VEGF-Behandlung

Für Ranibizumab beträgt die durchschnittliche Injektionszeit für die zweite Anti-VEGF-Behandlung 8 Wochen nach der ersten Injektion. Für Bevacizumab beträgt die durchschnittliche Zeit für die zweite Injektion 16 Wochen; das ist doppelt so spät im Vergleich zu Ranibizumab [1, 3]. Siehe Abb. 17.2.

Dritte Anti-VEGF-Injektion

In den meisten Fällen ist nur eine oder eine zweite Injektion erforderlich. Eine dritte Injektion ist sehr selten [3]. Für Zone I ist eine Injektion bei 40 % der Augen ausreichend und 60 % benötigen eine zweite Injektion. Für Zone II ist eine Injektion bei 70 % der Fälle ausreichend und 30 % benötigen eine zweite Injektion [3].

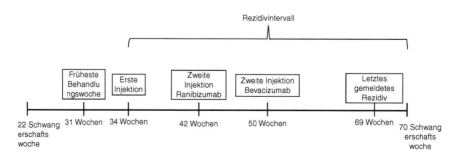

Abb. 17.2 Die übliche Zeitpunkt der Anti-VEGF-Behandlung für ROP-Neugeborene [1–4, 7]

17.1 Rezidiv/Reaktivierung nach Laserkoagulation

Ein Rezidiv in Zone I kann trotz vollständiger Laserkoagulation auftreten. Ein Neugeborenenauge verträgt keine zu zentrale Laserkoagulation und kann mit einer Progression reagieren. 42 % der Neugeborenen mit Zone I haben laut der BEAT-ROP-Studie [2] einen Rezidiv nach Laserkoagulation.

Ein Rezidiv in Zone II tritt bei 10 % der Neugeborenen laut der ETROP-Studie und bei 12 % laut der BEAT-ROP-Studie auf. Die Hauptursache für die Reaktivierung in Zone II ist eine unvollständige Laserkoagulation. Weitere Details finden Sie in Tab. 17.2.

Zusammenfassend beträgt die Rezidivrate für Laserkoagulation in Zone I und Zone II 26 % [2]. Die BEAT-ROP-Studie wurde wegen der hohen Rezidivrate für Laserkoagulation kritisiert, aber diese Zahl wird durch eine nationale Studie aus Schweden bestätigt. Eine nationale Umfrage unter allen Behandlungszentren in Schweden ergab eine Gesamtrezidivrate von 30 % für Laserkoagulation (Zone I und Zone II). Behandlungszentren mit großen Patientenzahlen hatten eine niedrige Rezidivrate und Behandlungszentren mit kleinen Patientenzahlen hatten eine hohe Rezidivrate [6].

17.2 Komplikationsrate für Laserkoagulation

In der BEAT-ROP Studie war die Komplikationsrate für Laserkoagulation sehr hoch: 22 Augen hatten ein Makulaziehen, zwei Augen eine Netzhautablösung, drei Katarakte, die eine Linsenentfernung erforderten, und eine Hornhauttrübung, die eine Hornhauttransplantation erforderte [2]. Weitere Details finden Sie in Tab. 17.1.

> **Wichtige Punkte**
> 1. Ein Rezidiv ist kein Versagen
> 2. Ein günstiges anatomisches Ergebnis oder ein Verschwinden der Plus-Erkrankung sind ein Behandlungserfolg.
> 3. Anti-VEGF hat eine *hohe* Rezidivrate und eine *niedrige* Komplikationsrate
> 4. Anti-VEGF hat ein spätes Rezidivintervall und erfordert eine lange Nachbeobachtung
> 5. Ranibizumab hat eine kurze Rezidivzeit von etwa 8 Wochen und Bevacizumab eine lange Rezidivzeit von etwa 16 Wochen.
> 6. Laserkoagulation hat eine *eher niedrige (10–30 %)* Rezidivrate und eine *hohe* Komplikationsrate
> 7. Laserkoagulation hat eine viel höhere Komplikationsrate als Anti-VEGF

8. Laserkoagulation hat ein frühes Rezidiv und erfordert eine kurze Nach-beobachtung
9. Wichtig: Wenn Sie keine Erfahrung mit indirekter Laserkoagulation haben, dann führen Sie immer eine kombinierte Behandlung durch: Laser-koagulation und Anti-VEGF in derselben Sitzung.

Literatur

1. Mintz-Hittner HA, Geloneck MM, Chuang AZ. Clinical management of recurrent retinopathy of prematurity after Intravitreal Bevacizumab monotherapy. Ophthalmology. 2016;123(9):1845–55.
2. Mintz-Hittner HA, Kennedy KA, Chuang AZ, BEAT-ROP Cooperative Group. Efficacy of intravitreal bevacizumab for stage 3+ retinopathy of prematurity. N Engl J Med. 2011;364:603–15.
3. Feng J, Qian J, Jiang Y, Zhao M, Liang J, Yin H, Chen Y, Yu W, Li X. Efficacy of primary Intravitreal Ranibizumab for retinopathy of prematurity in China. Ophthalmology. 2017;124(3):408–9.
4. Hu J, Blair MP, Shapiro MJ, Lichetnstein SJ, Galasso JM, Kapur R. Reactivation of retinopathy of prematurity after Bevacizumab injection. Arch Ophthalmol. 2012;130(8):1000–6.
5. Early Treatment for Retinopathy of Prematurity Cooperative Group, Good WV, Hardy RJ, Dobson V, Palmer EA, Phelps DL, Tung B, Redford M. Final visual acuity results in the early treatment for retinopathy of prematurity study. Arch Ophthalmol. 2010;128(6):663–71.
6. Holmström G, Hellström A, Jakobsson P, Lundgren P, Tornqvist K, Wallin A. Five years of treatment for retinopathy of prematurity in Sweden: results from SWEDROP, a national quality register. Br J Ophthalmol. 2016;100(12):1656–61.
7. Garcia Gonzalez JM, Snyder L, Blair M, Rohr A, Shapiro M, Greenwald M. Prophylactic peripheral laser and fluorescein angiography after bevacizumab for retinopathy of prematurity. Retina. 2018;38(4):764–72.
8. Holmström G, Tornqvist K, Al-Hawasi A, Nilsson Å, Wallin A, Hellström A. Increased frequency of retinopathy of prematurity over the last decade and significant regional differences. Acta Ophthalmol. 2018;96(2):142–8.
9. Repka MX, Tung B, Good WV, Shapiro M, Capone A Jr, Baker JD, Barr CC, Phelps DL. van. Thomas BJ, Yonekawa Y, Trese MT. Complete resolution of large retinal fold after transection of retrolental membrane during lens-sparing vitrectomy for retinopathy of prematurity: a 15-year follow-up. Retin Cases Brief Rep. 2016;10(1):93–5.
10. Bakri SJ, Snyder MR, Reid JM, et al. Pharmacokinetics of intravitreal bevacizumab (Avastin). Ophthalmology. 2007;114:855–9.
11. Hu Q, Bai Y, Chen X, Huang L, Chen Y, Li X. Recurrence of retinopathy of prematurity in Zone II Stage 3+ after Ranibizumab treatment: a retropspective study. Ophthalmol. 2017;2017:5078565. Published online 2017 Apr 9. https://doi.org/10.1155/2017/5078565.

Kapitel 18
Kombinierte Laser- und Anti-VEGF-Behandlung für Zone I ROP

Obwohl die Gesamtergebnisse der ROP Behandlung verbessert wurden, ist die Behandlung für Zone I ROP, insbesondere AP-ROP, immer noch herausfordernd. Eine beträchtliche Anzahl von Augen mit Zone I ROP entwickelt Makulaverziehung, Netzhautablösung oder eine retro-lentale Membran nach Laserbehandlung. Darüber hinaus können laserbehandelte Augen mit Zone I ROP Gesichtsfeldeinschränkungen und signifikante refraktive Fehler, wie hohe Myopie, entwickeln. In den letzten 10 Jahren hat die intravitreale Anti-VEGF-Behandlung vielversprechende anatomische Ergebnisse gezeigt, insbesondere für Zone I ROP [1]. Auch wurde die intravitreale Anti-VEGF-Monotherapie mit weniger refraktiven Fehlern in Verbindung gebracht [2]. Die optimale Dosis, Einflüsse auf andere Organe und das Nachsorgeprotokoll, einschließlich der Indikationen für eine erneute Behandlung, sind jedoch noch nicht bekannt.

Um diese Nachteile der herkömmlichen Laser- und Anti-VEGF-Monotherapie zu überwinden, wurden kombinierte Behandlungen in mehreren Studien untersucht. Kombinierte Laser- und Anti-VEGF-Behandlungen können auf verschiedene Arten durchgeführt werden: (1) gleichzeitige Laser- und Anti-VEGF-Injektion; (2) gleichzeitige anti-VEGF Injektion und Laser, der nicht die gesamte periphere avaskuläre Netzhaut behandelt; und (3) zuerst Anti-VEGF-Injektion und dann Laser nach mehreren Wochen.

Kim und Kollegen untersuchten die anatomischen und refraktiven Ergebnisse der kombinierten intravitrealen Bevacizumab (IVB; 0,01 ml) und zonensparenden Laser-Photokoagulation in Zone I sowie IVB mit verzögerter Laser-Photokoagulation im Vergleich zur konventionellen Laserbehandlung bei Säuglingen mit Typ 1 ROP in Zone I [3, 4]. In dieser Studie wurden 101 Augen von 51 Säuglingen mit Typ 1 ROP in Zone I analysiert. Gruppe I bestand aus 44 Augen, die nur eine Laserbehandlung erhielten; Gruppe II bestand aus 30 Augen, die eine kombinierte IVB- und zonensparende Laserablation erhielten; und Gruppe III bestand aus 27 Augen, die IVB mit verzögerter Laser-Photokoagulation erhielten (Abb. 18.1) [4]. Das durchschnittliche GA und das Geburtsgewicht betrugen 24,3 ± 1,1 Wochen und 646 ± 143 g [4].

Diese Studie zeigte, dass IVB sowohl mit gleichzeitiger Laser- als auch mit aufgeschobener Lasertherapie ein signifikant besseres anatomisches Ergebnis als die herkömmliche Lasertherapie allein ergab [4]. Eine normale hintere Polregion wurde bei 77,3 % in Gruppe I und 100 % in Gruppe II und III beobachtet ($P < 0,001$) [4]. Ungünstige anatomische Ergebnisse wurden nur in Gruppe I beobachtet [4]. Darüber hinaus führte IVB mit aufgeschobener Laserbehandlung zu einem geringeren myopischen Refraktionsfehler als die beiden anderen Methoden (Abb. 18.2) [4]. Die durchschnittlichen Refraktionsfehler der Patienten im Alter von 12–18 Monaten in den Gruppen I, II und III betrugen −4,62 ± 4,00 D, −5,53 ± 2,21 D und −1,40 ± +2,19 D, jeweils ($P < 0,001$) [4].

Obwohl diese Studie mehrere Einschränkungen aufweist, einschließlich ihres retrospektiven (historischen Vergleichs) und nicht randomisierten Charakters, umfasste diese Fallserie konsekutive Patienten mit Zone I ROP über einen Zeitraum von 10 Jahren an einem einzigen Zentrum [4].

Zusammenfassend zeigte diese Studie, dass bei Zone I ROP die Anti-VEGF-Therapie mit gleichzeitiger oder aufgeschobener Lasertherapie möglicherweise günstigere anatomische Ergebnisse als die herkömmliche Laserbehandlung allein erzielt [4]. Darüber hinaus kann die Anti-VEGF-Therapie mit aufgeschobener

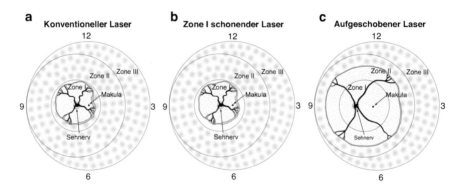

Abb. 18.1 Diagramme, die die 3 Methoden der Laserbehandlung zeigen. Die konventionelle Laserbehandlung, nahezu konfluente Laser-Photokoagulation wurde auf dem gesamten Bereich der avaskulären Netzhaut durchgeführt, der sich bis zur Ora serrata Laserbehandlung in Gruppe I (**a**) erstreckte. Nahezu konfluente Laser-Photokoagulation wurde auf der avaskulären Netzhaut vor dem Rand der Zone I durchgeführt, die sich bis zur Ora serrata in Gruppe II erstreckte. Avaskuläre Netzhaut hinter dem Rand der Zone I wurde ohne Laserablation gelassen (**b**). Nach IVB-Injektion war die Netzhaut stärker vaskularisiert. Anschließend wurde die Laser-Photokoagulation auf der avaskulären Netzhaut durchgeführt, die sich bis zur Ora serrata in Gruppe III (**c**) erstreckte. Graue Kreise zeigen die laserbehandelten Bereiche an. (Nachdruck aus Yoon et al. [4] https://journals.lww.com/retinajournal/Abstract/2017/01000/OUTCOMES_AFTER_LASER_VERSUS_COMBINED_LASER_AND.12.aspx   Copyright   (2017),   mit Genehmigung von Wolters Kluwer Health, Inc.)

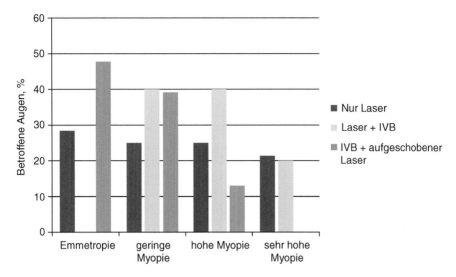

Abb. 18.2 Verteilung der Refraktionsfehler in den 3 Gruppen. Verteilung des sphärischen äquivalenten Refraktionsfehlers in den 3 Gruppen im Alter von 12 Monaten bis 18 Monaten. Jede Kategorie ist wie folgt definiert: Emmetropie (<−1 bis 1,0 D), geringe Myopie (<−5,0 bis −1,0 D) und hohe Myopie (<−8,0 bis −5,0 D), sehr hohe Myopie (≥−8,0 D). (Nachdruck aus Yoon et al. [4]https://journals.lww.com/retinajournal/Abstract/2017/01000/OUTCOMES_AFTER_LASER_VERSUS_COMBINED_LASER_AND.12.aspx Copyright (2017), mit Genehmigung von Wolters Kluwer Health, Inc.)

Laserbehandlung zu einem geringeren myopischen Refraktionsfehler führen [4]. Außerdem hat die Anti-VEGF-Therapie mit aufgeschobener Laserbehandlung potenzielle Vorteile, einschließlich einer geringeren Wahrscheinlichkeit einer späten Reaktivierung, einer geringeren Anzahl von Untersuchungen nach der Behandlung und der Erhaltung größerer nicht gelaserter Netzhautbereiche.

Literatur

1. Mintz-Hittner HA, Kennedy KA, Chuang AZ, BEAT-ROP Cooperative Group. Efficacy of intravitreal bevacizumab for stage 3+ retinopathy of prematurity. N Engl J Med. 2011;364:603–15.
2. Geloneck MM, Chuang AZ, Clark WL, Hunt MG, Norman AA, Packwood EA, Tawansy KA, Mintz-Hittner HA, BEAT-ROP Cooperative Group. Refractive outcomes following bevacizumab monotherapy compared with conventional laser treatment: a randomized clinical trial. JAMA Ophthalmol. 2014;132:1327–33.
3. Kim J, Kim SJ, Chang YS, Park WS. Combined intravitreal bevacizumab injection and zone I sparing laser photocoagulation in patients with zone I retinopathy of prematurity. Retina. 2014;34:77–82.
4. Yoon JM, Shin DH, Kim SJ, Ham DI, Kang SW, Chang YS, Park WS. Outcomes after laser versus combined laser and Bevacizumab treatment for Type 1 retinopathy of prematurity in zone I. Retina. 2017;37:88–96.

Kapitel 19
Rezidiv der ROP nach Anti-VEGF-Behandlung

19.1 Einführung

Mögliche Vorteile der Anti-VEGF-Behandlung gegenüber der Laserablation bei ROP sind ein besseres anatomisches Ergebnis (insbesondere bei Zone-I-ROP), die Behandlung auch bei Augen mit Hornhauttrübung oder kleiner Pupille, eine schnellere Verbesserung der Plus-Erkrankung, ein größeres Gesichtsfeld und weniger Brechungsfehler [1]. Es gibt jedoch auch mögliche Risiken eines Rezidivs, einer abrupten Progression der traktionalen Netzhautablösung und systemische Nebenwirkungen. Viele Studien berichteten, dass einige Augen eine frühe oder späte Reaktivierung zeigten, die eine zusätzliche Behandlung oder eine verlängerte Nachbeobachtung erfordern.

19.2 Klinischer Verlauf nach Anti-VEGF-Behandlung

Der übliche klinische Verlauf nach einer Anti-VEGF-Behandlung zur Behandlung von Typ-I-ROP ist wie folgt: Die Plus-Erkrankung geht in der Regel innerhalb von 1 Woche (oft schon nach 1 Tag) zurück, und die extraretinale fibrovaskuläre Proliferation bildet sich innerhalb von 2–4 Wochen zurück. Anschließend sieht das Auge für die nächsten Wochen ruhig aus. Bei vielen Augen tritt ein Rezidiv 1~3 Monate nach der Erstbehandlung auf. Das erste Anzeichen eines Rezidivs ist die Entwicklung von prä-plus-ähnlichen vaskulären Anomalien oder die Bildung einer neuen Demarkationslinie. Ein Rezidiv der Neovaskularisation kann am vorderen Rand und am ursprünglichen Wall auftreten [2]. Einige Augen können trotz einer langen Ruhephase eine späte Reaktivierung aufweisen (bis zu 3 Jahre) [3, 4].

19.3   Inzidenz von Rezidiven

Inzidenzen von Rezidiven nach Anti-VEGF-Behandlung aus großen klinischen Studien sind in Tab. 19.1 dargestellt. Die Rezidivrate ist nicht niedrig, aber variabel. Die Ausgangsmerkmale der untersuchten Augen, die Definition von Rezidiven und die Kriterien für eine erneute Behandlung variieren zwischen den Studien, was einen Vergleich der Rezidivraten zwischen den Studien erschwert. Die BEAT-ROP-Studie von 2011 [5] zeigte eine signifikant niedrigere Rückfallrate für Augen mit Zone I, Stadium 3+ ROP, die Bevacizumab erhielten, als für Augen, die eine Laserablation erhielten. Es gibt jedoch einige Kritikpunkte bezüglich der relativ kurzen Nachbeobachtungsdauer (bis zur 54. Woche PMA) und der ungewöhnlich hohen Rezidivrate (höher als 40 %) bei lasergehandelten Augen in der Zone I ROP. In ihrer retrospektiven Studie von 2016 [2] untersuchten sie die Rückfallrate bis mindestens zur 65. Woche PMA. Die Inzidenz von Rezidiven (die eine erneute Behandlung erforderten) betrug 7,2 %. Interessanterweise zeigten Augen mit AP-ROP eine hohe Rezidivrate (31,6 %).

In der Dosierungsstudie von Wallace et al. von 2018 [6] gab es keine Beziehung zwischen einer niedrigeren Dosis Bevacizumab und dem Bedarf an erneuter Behandlung. Die Stichprobengröße ist jedoch nicht ausreichend, um diese Hypothese zu testen. Die Gesamtrezidivrate ist höher als in der BEAT-ROP-Studie, die eine höhere Dosis Bevacizumab (0,625 mg) verwendete.

Die Rezidivrate bei Augen mit Ranibizumab-Behandlung könnte höher sein als bei Augen mit Bevacizumab-Behandlung, möglicherweise aufgrund der kürzeren Halbwertszeit von Ranibizumab. In vergleichenden Fallserienstudien von Chen et al. [7] und Gunay et al. [8] waren die erneuten Behandlungsraten jedoch nicht unterschiedlich zwischen Ranibizumab- und Bevacizumab-behandelten Augen. In zwei weiteren kleinen Fallserien war die Rezidivrate bei Ranibizumab-behandelten Augen höher. Weitere Untersuchungen sind erforderlich, um Rezidivraten und Sicherheitsprofile zwischen Anti-VEGF-Medikamenten zu vergleichen.

19.4   Zeitpunkt des Rückfalls

In der Studie von Mintz-Hittner et al. von 2016 wurde die intravitreale Bevacizumab-Monotherapie bei 471 Augen von 241 Säuglingen (einschließlich Patienten aus der BEAT-ROP-Studie) retrospektiv untersucht [2]. Die Rezidivinzidenz betrug 8,3 % (20/241) für Säuglinge und 7,2 % (34/471) für Augen. Das Rezidivrisiko lag zwischen etwa 45 und 55 Wochen PMA, mit einer durchschnittlichen Rezidivzeit von 51,2 ± 4,6 Wochen PMA und einem durchschnittlichen Intervall von 16,2 ± 4,4 Wochen zwischen den Behandlungen.

In der CARE-ROP Studie von 2018 [9] betrug die durchschnittliche (± SD) Zeit zwischen der Erstbehandlung und der erneuten Behandlung 87 ± 18 Tage in der 0,12-mg-Ranibizumab-Gruppe und 53 ± 3 Tage in der 0,20-mg-Gruppe. Ein

Tab. 19.1 Inzidenz von Rezidiven nach Anti-VEGF-Behandlung für ROP aus großen klinischen Studien

Autoren und Veröffentlichungsjahr	Studiendesign	Anti-VEGF-Agent, Dosis	Anzahl der Augen	Indikation für Anti-VEGF-Behandlung	Nachbeobachtungsdauer	Inzidenz von Rezidiven (%)	Definition von Rezidiven
Wallace et al. 2018 (PEDIG) [6]	Eine maskierte, dosisreduzierende Studie	Bevacizumab, 0.250 mg	11	Typ I ROP	Bis zum 6. korrigierten Lebensmonat	18[a]	„Frühversagen" wurde definiert als keine Besserung 3–5 Tage nach der Injektion oder Wiederauftreten von Typ-1-ROP oder schwerer Neovaskularisation, die innerhalb von 4 Wochen eine zusätzliche Behandlung erforderte. „Spätes Wiederauftreten" wurde definiert als Wiederauftreten von Plus-Krankheit oder Neo-Vaskularisation, die die Untersucher dazu veranlasste, nach 4 Wochen eine zusätzliche Behandlung durchzuführen.
		0.125 mg	16			25[a]	
		0.063 mg	24			33[a]	
		0.031 mg	10			0[a]	
		Gesamt	61			23[a]	
Mintz-Hittner et al. 2011 (BEAT-ROP-Studie) [5]	Randomisierte kontrollierte Studie	Bevacizumab, 0.625 mg	31	Zone I, Stadium 3+ ROP	54 Wochen PMA	6	das Wiederauftreten von Neovaskularisation in einem oder beiden Augen, die von den retinalen Gefäßen ausgehen und eine erneute Behandlung erfordern
			39	Posterior Zone II. Stadium 3+ ROP		5	
Mintz-Hittner et al. 2016 [2]	Retrospektive Fallserie (einschließlich Patienten von BEAT-ROP)	Bevacizumab, 0.625 mg	471	Typ I ROP	65 Wochen PMA	7.2 (31.6 % bei AP-ROP)	Wiederauftreten von Typ I ROP
Stahl et al. 2018 (CARE-ROP) [9]	Randomisierte, doppelblinde IIT	Ranibizumab, 0.12 mg	18	Typ I ROP (einschließlich AP-ROP) in Zone I oder Stadium 3+ ROP in der hinteren Zone II	Bis 24 Wochen nach der Erstbehandlung	22.2	Rückfälle, die schwerwiegend genug waren, um eine erneute Behandlung zu rechtfertigen
		0.20 mg	14			28.6	

[a] Augen mit „Rückfall" beinhalteten Augen mit „frühem Versagen" und „spätem Rückfall"

Säugling in der 0,20-mg-Gruppe benötigte 71 Tage nach der ersten Behandlung eine erneute zweite Behandlung.

Literatur

1. Darwish D, Chee RI, Patel SN, Jonas K, Ostmo S, Campbell JP, Chiang MF, Chan RVP. Anti-Vascular endothelial growth factor and the evolving management paradigm for retinopathy of prematurity. Asia Pac J Ophthalmol (Phila). 2018;7:136–44.
2. Mintz-Hittner HA, Geloneck MM, Chuang AZ. Clinical management of recurrent retinopathy of prematurity after Intravitreal Bevacizumab monotherapy. Ophthalmology. 2016;123:1845–55.
3. Snyder LL, Garcia-Gonzalez JM, Shapiro MJ, Blair MP. Very late reactivation of retinopathy of prematurity after monotherapy with Intravitreal Bevacizumab. Ophthalmic Surg Lasers Imaging Retina. 2016;47:280–3.
4. Hajrasouliha AR, Garcia-Gonzales JM, Shapiro MJ, Yoon H, Blair MP. Reactivation of retinopathy of prematurity three years after treatment with Bevacizumab. Ophthalmic Surg Lasers Imaging Retina. 2017;48:255–9.
5. Mintz-Hittner HA, Kennedy KA, Chuang AZ, BEAT-ROP Cooperative Group. Efficacy of intravitreal bevacizumab for stage 3+ retinopathy of prematurity. N Engl J Med. 2011;364:603–15.
6. Wallace DK, Dean TW, Hartnett ME, Kong L, Smith LE, Hubbard GB, McGregor ML, Jordan CO, Mantagos IS, Bell EF, Kraker RT, Pediatric Eye Disease Investigator Group. A dosing study of Bevacizumab for retinopathy of prematurity: late recurrences and additional treatments. Ophthalmology. 2018;7 https://doi.org/10.1016/j.ophtha.2018.05.001.
7. Chen SN, Lian I, Hwang YC, Chen YH, Chang YC, Lee KH, Chuang CC, Wu WC. Intravitreal anti-vascular endothelial growth factor treatment for retinopathy of prematurity: comparison between Ranibizumab and Bevacizumab. Retina. 2015;35:667–74.
8. Gunay M, Sukgen EA, Celik G, Kocluk Y. Comparison of Bevacizumab, Ranibizumab, and laser photocoagulation in the treatment of retinopathy of prematurity in Turkey. Curr Eye Res. 2017;42:462–9.
9. Stahl A, Krohne TU, Eter N, Oberacher-Velten I, Guthoff R, Meltendorf S, Ehrt O, Aisenbrey S, Roider J, Gerding H, Jandeck C, Smith LEH, Walz JM, Comparing Alternative Ranibizumab Dosages for Safety and Efficacy in Retinopathy of Prematurity (CARE-ROP) Study Group. Comparing alternative Ranibizumab dosages for safety and efficacy in retinopathy of prematurity: a randomized clinical trial. JAMA Pediatr. 2018;172:278–86.

Kapitel 20
Fortbestehen der ROP-Erkrankung nach Laserkoagulation oder Anti-VEGF: Was tun?

Eine Woche nach der Laserkoagulation oder Anti-VEGF-Behandlung kann die Retinopathie unverändert oder verbessert sein, aber nicht schlechter. Zwei Wochen später sollte die Retinopathie verbessert sein.

Ist dies nicht der Fall, liegt eine Persistenz vor. Vereinbaren Sie innerhalb von 3 Tagen eine gründliche Untersuchung, falls erforderlich in Vollnarkose. Es ist wichtig, eine Beurteilung zu erreichen. In welchem Stadium der ROP liegt die Erkrankung vor? Ist eine Ablösung vorhanden? Die nächsten Fragen sind: Warum liegt eine Persistenz vor? Ist dies eine fehlgeschlagene Primärtherapie? Im Falle einer Anti-VEGF-Behandlung: Ist das Medikament nicht ins Auge gelangt? Im Falle einer Laserkoagulation: Liegt eine Unterversorgung vor? Sind Skip-Läsionen vorhanden?

Was tun? Wenn Sie kein klinisches Zentrum für ROP sind, überweisen Sie das Neugeborene sofort an ein klinisches Zentrum zur Beurteilung und weiteren Behandlung. Wenn Sie ein klinisches Zentrum sind, planen Sie eine Behandlung in Vollnarkose. Wenn Sie Skip-Läsionen finden, führen Sie eine abschließende Laserkoagulation durch und/oder injizieren Sie intravitreales Anti-VEGF. Wenn Sie keine Skip-Läsionen finden, fügen Sie zwei Reihen von Laser posterior zur temporalen Kante hinzu. Wenn eine fokale Ablösung an der temporalen Kante vorhanden ist, fügen Sie Laser hinzu und injizieren Sie Anti-VEGF. Unser Behandlungsalgorithmus ist in Abb. 20.1 dargestellt.

Nach 2 Wochen sollte die Retinopathie zurückgegangen sein. Wenn die Retinopathie anhält oder fortschreitet, planen Sie sofort eine Untersuchung in Vollnarkose. Wenn die Netzhaut anhaftet, führen Sie eine abschließende Laserkoagulation durch und injizieren Sie Anti-VEGF. Wenn die fokale Ablösung anhält (Stadium 4A), führen Sie eine linsenschonende Vitrektomie durch. Unser

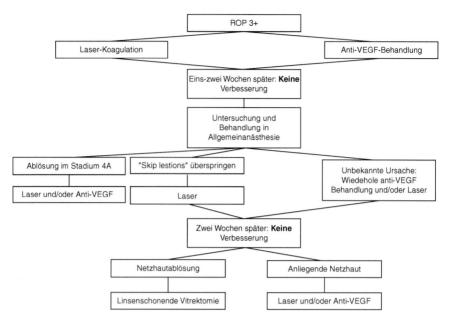

Abb. 20.1 Unser Algorithmus für die Nachsorge nach der Primärbehandlung

vollständiger Nachsorge- und Behandlungsalgorithmus für Stadium 4A ist in Abb. 20.2 dargestellt.

20.1   Behandlungsalgorithmus für ROP 3+ Krankheit für Behandlungszentren und Nicht-Behandlungszentren

Laserkoagulation ist technisch sehr schwierig. Die Qualität der Laser-Koagulation ist schlecht in Nicht-Behandlungszentren. Diese Aussage wird durch eine hohe Rezidiv-Rate von 30 % der Laser in Nicht-Behandlungszentren [1, 2] bestätigt. Wenn 30 % der Neugeborenen ein zweites Mal gelasert werden müssen, werden sich nicht alle zurückbilden, aber einige werden zu einer Makulaverschiebung oder Netzhautablösung fortschreiten. Die BEAT-ROP-Studie zeigte eine hohe Komplikationsrate für die Laserkoagulation von 37 % [3]. Im Gegensatz dazu gibt es eine minimale Rezidivrate und folglich minimale Komplikationen für die Laserkoagulation in Behandlungszentren.

Dies gilt nicht für intravitreale Injektionen. Die Komplikationsrate für Injektionen ist sowohl in einem Behandlungszentrum als auch in Nicht-Behandlungszentren sehr niedrig ([1]; Retrospektive Studie, unveröffentliche Ergebnisse). Der Grund dafür ist, dass intravitreale Injektionen technisch einfach sind. Laserkoagulation ist dagegen benutzerabhängig, während die intravitreale Injektion nicht benutzerabhängig ist.

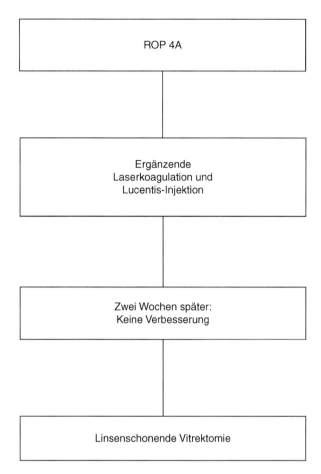

Abb. 20.2 Behandlungs-Algorithmus für Stadium 4A Krankheit

Wir schlagen daher zwei verschiedene Behandlungsalgorithmen vor, abhängig davon, ob Sie in einem Behandlungszentrum für ROP arbeiten oder nicht. Laserkoagulation sollte nur in einem Behandlungszentrum durchgeführt werden, da sie technisch schwierig ist und viel Training erfordert. Im Gegensatz dazu sollten Nicht-Behandlungszentren nur Injektionen durchführen, aber keine Laser Koagulation. Wenn ein Auge eine Laserkoagulation benötigt, kann der Patient an ein Behandlungszentrum überwiesen werden.

Für *nicht-Behandlungs Zentren* empfehlen wir den folgenden Behandlungsalgorithmus (Abb. 20.3):

Für *Behandlungszentren* empfehlen wir den folgenden Behandlungsalgorithmus (Abb. 20.4):

Abbildung 20.4 zeigt den Behandlungsalgorithmus der Universität Uppsala. Wir führen eine Anti-VEGF-Injektion für Plus-Erkrankungen in Zone I und

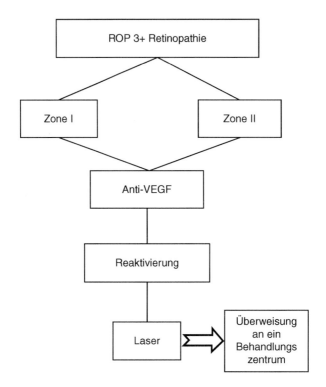

Abb. 20.3 Behandlungs-Algorithmus für nicht-Behandlungs Zentren. Hier werden nur Injektionen durchgeführt und für Zone I und Zone II Retinopathien angewendet. Eine Laserkoagulation wird an ein Behandlungszentrum verwiesen

eine Laserkoagulation für Zone II durch. Wenn nach der Anti-VEGF-Injektion eine Reaktivierung auftritt, behandeln wir mit einer Laserkoagulation. Andere Behandlungszentren würden bei eine Reaktivierung erneut Anti-VEGF injizieren. Wir führen eine Laserkoagulation in Zone II durch, da diese Behandlungsmethode in der ETROP-Studie etabliert wurde.

Der folgende *Fallbericht* ist ein typisches Beispiel für unseren Behandlungsalgorithmus:

- *Allgemeine Anamnese:*
  Eine schwangere Frau führte in der 21. Woche eine Amniozentese durch, um ein Down-Syndrom auszuschließen. Eine Woche später bekam sie Wehen und brachte ein 22 + 0 Wochen altes Neugeborenes zur Welt.
- *Augenanamnese:*
  Das Neugeborene wurde ab Woche 31 untersucht. In Woche 33 wurde eine ROP-Plus-Erkrankung in Zone I diagnostiziert. Intravitreales Lucentis wurde in beide Augen injiziert. Nach der Injektion kam es in beiden Augen zu einer raschen Besserung, und die Plus-Erkrankung, die Proliferationen und die Blutungen verschwanden. In Woche 43 wurde eine Reaktivierung festgestellt (Abb. 20.5, 20.6 und 20.7). In der Zwischenzeit war die Netzhaut von Zone I zu

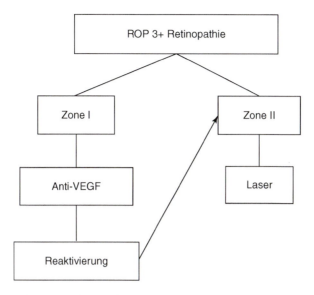

Abb. 20.4 Behandlungsalgorithmus für Behandlungszentren. Behandlungszentren führen Injektionen sowie Laserkoagulationen durch. Für Zone I wird eine Anti-VEGF-Injektion durchgeführt und für Zone II wird eine Laserkoagulation empfohlen

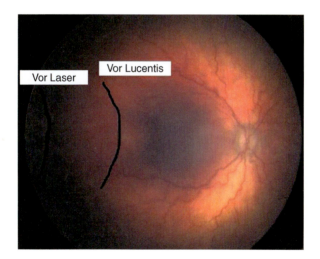

Abb. 20.5 RA: Woche 43. Eine Reaktivierung in Zone II. Die Lage des Walls vor der Lucentis-Injektion und jetzt vor der Laserkoagulation ist markiert

Zone 2 gereift (Abb. 20.5 und 20.6). Eine Laserbehandlung beider Augen wurde durchgeführt (Abb. 20.8). Innerhalb von 2–3 Wochen verschwand die Plus-Erkrankung (Abb. 20.8 und 20.9).

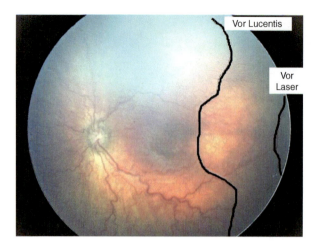

Abb. 20.6 LA: Woche 43. Ein Rezidiv in Zone II. Die Lage des Walls vor der Lucentis-Injektion und jetzt vor der Laserkoagulation ist markiert

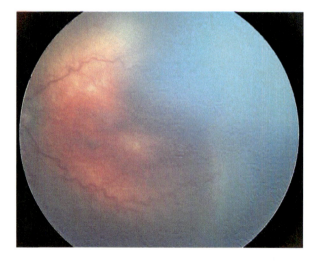

Abb. 20.7 LA: Woche 43: Der Wall in Zone II ist deutlich sichtbar

- <u>Bemerkung:</u> Wenn Sie keine Erfahrung mit indirekter Laserkoagulation haben, führen Sie immer kombinierte Behandlungen durch: Laserkoagulation und Anti-VEGF in derselben Sitzung. Sie werden viele Komplikationen vermeiden.

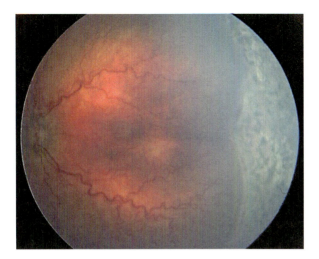

Abb. 20.8 LA: Woche 45: Der ischämische Bereich ist vollständig mit Laser behandelt. Plus-Krankheit ist noch vorhanden, aber keine Verschlechterung war sichtbar. Wir diskutierten, Anti-VEGF intravitreal zu injizieren, aber in der folgenden Woche war die Plus-Krankheit deutlich reduziert

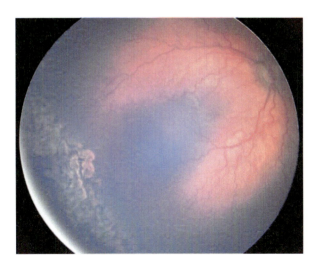

Abb. 20.9 RA: Woche 45: Der ischämische Bereich ist vollständig Laser behandelt. Plus Krankheit ist verschwunden

Literatur

1. Holmström G, Hellström A, Jakobsson P, Lundgren P, Tornqvist K, Wallin A. Five years of treatment for retinopathy of prematurity in Sweden: results from SWEDROP, a national quality register. Br J Ophthalmol. 2016;100(12):1656–61.
2. Mintz-Hittner HA, Kennedy KA, Chuang AZ, BEAT-ROP Cooperative Group. Efficacy of intravitreal bevacizumab for stage 3+ retinopathy of prematurity. N Engl J Med. 2011;364:603–15.
3. Mintz-Hittner HA, Geloneck MM, Chuang AZ. Clinical management of recurrent retinopathy of prematurity after intravitreal bevacizumab monotherapy. Ophthalmology. 2016;123(9):1845–55.

Teil VII
Chirurgie

Kapitel 21
Linsenschonende Vitrektomie (LSV) für ROP-Stadium 4A und B

Die chirurgische Behandlung von Fällen von Frühgeborenenretinopathie, bei denen sich eine Netzhautablösung (RD) entwickelt, wurde durch die Einführung der linsenschonenden Vitrektomie (LSV) erheblich verbessert. Eine linsenschonende Vitrektomie ist immer die Methode der Wahl, da eine Linsenentfernung bei Kindern mit einer Hemmung der visuellen Entwicklung und der Entwicklung eines aphaken Glaukoms verbunden ist.

Wenn jedoch ausgedehnte anteriore fibrovaskuläre Membranen vorhanden sind, ist eine Linsenentfernung erforderlich, um die Induktion eines Netzhautrisses zu verhindern (siehe Kap. 24).

Wir operieren alle Kinder-Augen mit 27G. 27G hat die kleinsten Sklerotomien und die Sklera junger Augen ist weich und leckt leichter als ein erwachsenes Auge. Wir führen eine senkrechte und keine lamellare Einführung von Trokaren durch, um das Risiko einer Linsenbeschädigung zu vermeiden. Wenn Sie eine senkrechte Einführung mit 23G oder 25G Trokaren durchführen, müssen Sie die Sklerotomien vernähen. Bei 27G ist eine Naht nicht erforderlich und die nahtlose Vitrektomie ermöglicht eine schnelle postoperative Erholung.

21.1 Physiologie des Neugeborenenauges

Im neonatalen Auge ist der Bereich der Pars plana unvollständig entwickelt und fast nicht vorhanden. Die axiale Länge eines neugeborenen Auges beträgt 16 mm in der 34. Schwangerschaftswoche und 17 mm in der 40. Schwangerschaftswoche. Die vordere Netzhaut liegt direkt hinter der Pars plicata. Eine Pars plana existiert nicht. Die Stelle der Sklerotomie liegt daher viel näher am Limbus. Die Sklerotomie sollte 1,0–1,5 mm hinter dem Limbus durchgeführt werden. Siehe

Tab. 21.1 Stelle der Sklerotomie in Bezug auf das Alter

Alter	0	1–6 Monate	6–12 Monate	1–3 Jahre	3–6 Jahre	6–18 Jahre	Erwachsener phakisch	Erwachsener pseudophakisch
Stelle der Sklerotomie (mm)	1,0	1,5	2,0	2,5	3,0	3,5	4,0	3,5

Tab. 21.1. Das Neugeborenenauge hat eine grosse Linse im Vergleich zum Augapfel. Eine große Linse und eine kurze Sklerotomiestelle ermöglichen nur einen kleinen Kanal zum Einführen und Manövrieren der Instrumente. Äußerste Vorsicht ist beim Einführen eines vitreoretinalen Instruments oder bei der Verabreichung einer Injektion geboten, da dies unbeabsichtigtes Berühren der Linse, Zug am Glaskörper und Netzhautschäden verursachen kann. Der Glaskörper eines Neugeborenen ist vollständig intakt. Keine Degeneration des Glaskörpers ist vorhanden. Der Glaskörper ist sehr fest an der Netzhaut befestigt; eine hintere Glaskörperabhebung (HGA) ist praktisch nicht möglich. Wenn Sie versuchen, eine HGA zu induzieren, riskieren Sie einen Netzhautriss.

21.2   Netzhautablösung sekundär zu ROP

Netzhautablösung sekundär zu ROP ist eine traktive Netzhautablösung und keine rhegmatogene Netzhautablösung (Abb. 21.1). Da kein Netzhautriss vorhanden ist, besteht keine Notwendigkeit für eine Tamponade oder sogar postoperative Lagerung. Das Ziel der Operation ist es, den Glaskörper zu entfernen, um die Netzhauttraktion zu verringern. Die Netzhaut wird sich innerhalb weniger Tage nach der Operation wieder anlegen. Zusätzlich ist eine Anti-VEGF-Injektion erforderlich, um die vaskuläre Aktivität zu reduzieren und die pathologische Ursache der traktiven Ablösung zu beseitigen. Wir verwenden Ranibizumab (Lucentis®), da die Halbwertszeit im Serum im Vergleich zu Bevacizumab (Avastin®) niedriger ist.

Eine Lensektomie sollte vermieden werden, wenn möglich, da sie zu schwerer Amblyopie führt.

21.3   Zeitpunkt der Operation

Der Zeitpunkt der Operation ist von größter Bedeutung. Bei Retinopathie des Frühgeborenen ist eine wachsames Screening von entscheidender Bedeutung, um fortgeschrittene Retinopathien zu vermeiden. Wir operieren nur ROP-Stadium 4A (Netzhautablösung mit angehefteter Makula) und 4B (Netzhautablösung mit abgelöster Makula). Unser Behandlungsalgorithmus ist in Abb. 21.2 dargestellt. Im Falle einer Stadium-4B-Ablösung operieren wir sofort. Im Falle einer Stadium-

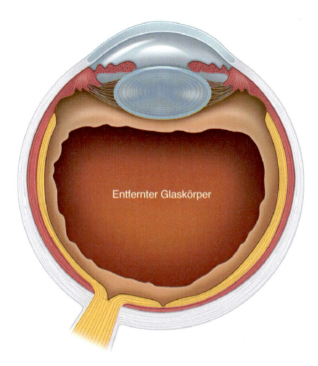

Abb. 21.1 Eine Netzhautablösung sekundär zu ROP ist eine traktive Ablösung. Wenn Sie den Glaskörperkern entfernen, wird sich die Netzhaut wieder anlegen

4A-Ablösung behandeln wir zunächst mit einer intravitrealen Anti-VEGF-Injektion. Wenn die Netzhautablösung zunimmt, führen wir eine linsenerhaltende Vitrektomie durch. Wir operieren nicht Stadium 5 ROP, da das Ergebnis sehr schlecht ist. Operieren Sie nicht zu spät. Das Risiko, dass Sie keinen Erfolg haben werden, ist hoch und das Risiko, dass Sie Komplikationen haben werden, ist noch höher. Versuchen Sie, in Stadium 4A zu operieren.

21.4 Anatomisches und funktionelles Ergebnis der Operation bei 4A- und 4B-Ablösung

Das Ergebnis der retinalen Ablösung-Operation bei Neugeborenen ist sehr ernüchternd. Das anatomische Ergebnis ist schlecht und das funktionelle Ergebnis noch schlechter. Die sechsjährige Nachbeobachtung der ETROP-Studie zeigte, dass nur 10 % der Stadium -4A-Ablösungen ein günstiges Sehschärfeergebnis hatten, aber keine der Stadium 4B und keine der Stadium 5.

Die ETROP-Studie umfasste 401 Patienten (802 Augen). 89 Augen (11 %) entwickelten eine Netzhautablösung. 70 Augen wurden bei einer 6-Jahres-Nachuntersuchung untersucht. Von diesen Augen hatten 28 Augen (40 %) eine

Stadium -4A-, 14 Augen (20 %) eine Stadium -4B- und 13 Augen (19 %) eine Stadium -5-Ablösung. 50 Augen (71 %) wurden mit Vitrektomie operiert und bei der 6-Jahres-Nachuntersuchung hatten 17 Augen (34 %) eine anliegende Makula. Neun Augen (12 %) wurden mit einer Cerklage operiert und nach 6 Jahren hatten 6 Augen (67 %) eine anliegende Makula. Elf Augen (15 %) wurden nicht operiert und nur beobachtet und nach 6 Jahren hatten 2 Augen (8 %) eine anliegende Makula. In Bezug auf das Stadium der Netzhautablösung hatten 31 % mit Stadium 4A eine anliegende Makula, 60 % mit Stadium 4B und 0 % mit Stadium 5. Hinsichtlich des funktionellen Ergebnisses hatten nur Augen mit einer Stadium -4A-Ablösung ein günstiges Sehschärfeergebnis: 10 % der Stadium -4A-Augen hatten eine Sehschärfe >0,1 [12].

Schlussfolgerung Wenn eine Netzhautablösung auftritt, besteht die beste Chance auf ein günstiges Ergebnis, wenn eine Stadium -4A-Ablösung mit anliegender Makula vorliegt. Sobald die Makula abgelöst ist (Stadium -4B-Ablösung), ist die Prognose schlecht. Daher darf das therapeutische Fenster einer Stadium -4A-Ablösung nicht verpasst werden.

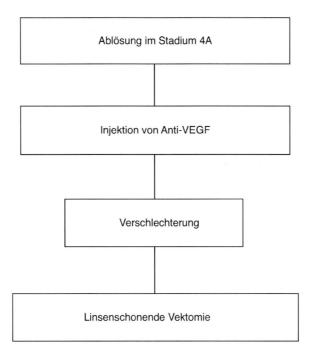

Abb. 21.2 Unser Behandlungsalgorithmus für die Behandlung von Stadium 4A Ablösung. Im Falle einer Stadium-4B-Ablösung operieren wir sofort

21.5 Operation

Die Operation ist schwierig und muss absolut komplikationsfrei durchgeführt werden: Keine Linsenberührung, keine Netzhautberührung und KEIN Netzhautriss. Eine Linsenberührung führt zu einer Lensektomie und Amblyopie. Eine Netzhautberührung mit Netzhautriss führt zu einer Netzhautablösung und Erblindung. Seien Sie vorsichtig beim Einführen der Trokare und Instrumente. Führen Sie die Trokare senkrecht ein. Zielen Sie auf den Sehnerv. Führen Sie eine zentrale und periphere Vitrektomie durch. Lösen Sie keine PVD aus; das ist bei Neugeborenen sehr schwierig. Kommen Sie nicht zu nahe an die Netzhaut, Sie könnten einen Netzhautriss verursachen. Eine Tamponade ist nicht notwendig.

Operation Schritt für Schritt (Tab. 21.1 und Abb. 21.1, 21.2, 21.3 und 21.4)

Instrumente

1. 3-Port 27G Trokar-System
2. 120D Linse

Medikation

- Lucentis®, alternativ Avastin®

Tamponade

- Keine

Einzelne Schritte

1. **3-Port 27G Trokar-System**
2. **KernVitrektomie**
3. **Periphere Vitrektomie**
4. **Eventuell Lufttamponade**
5. **Entfernung von zwei Trokaren und Infusionsleitung**
6. **Injektion von 0,05 ml Lucentis**
7. **Entfernung der Instrumententrokare**

Die Operation Schritt für Schritt: (Abb. 21.3, 21.4, 21.5, 21.6 und 21.7)
1. **3-Port-27G-Trokarsystem**
   Führen Sie die Trokar Kanülen 1,0–1,5 mm hinter dem Limbus ein. Zielen Sie mit den Trokarkanülen in Richtung des Sehnervs. Wir führen die Trokare gerade (senkrecht) in das Auge ein, um das Risiko einer Linsenbeschädigung zu vermeiden (Abb. 21.3). Die Sklerotomien bleiben wasserdicht. Schließen Sie dann die Infusionsleitung an den Infusionstrokare an und überprüfen Sie doppelt, ob der Infusionstrokare im Glaskörper liegt.

Chirurgische Perlen Nr. 73

Position der Infusionskanüle bei pädiatrischer Vitrektomie: Die Infusionskanüle neigt dazu, sich zur Linse zu drehen, was zu einer Blockierung der Infusion führt. Die gefährliche Folge dieses Ereignisses ist eine Bulbushypotonie mit Ablösung der Aderhaut. Wir empfehlen den Infusionsschlauch mit einem Klebeband zu fixieren.

2. **Kernvitrektomie**
3. **Periphere Vitrektomie**

Führen Sie die Instrumente vorsichtig ein, indem Sie sie in Richtung des Sehnervs zielen. Denken Sie daran: Die Linse eines Neugeborenen ist viel größer als die Linse eines Erwachsenen (Verhältnis Linse/Auge). Beginnen Sie mit einer Kernvitrektomie und fahren Sie dann mit einer peripheren Vitrektomie fort. Entfernen Sie den Glaskörper nur bis zum Äquator. (Abb. 21.1, 21.4 und 21.6). Halten Sie einen sicheren Abstand zur Netzhaut. Vorsicht: Vermeiden Sie eine Berührung der Netzhaut. Wenn Sie ein iatrogenes Loch verursachen, können Sie den Fall abschließen.

4. **Tamponade**

Eine Tamponade ist normalerweise nicht notwendig, da kein Netzhautriss vorliegt. Im Falle einer Glaskörperblutung empfehlen wir eine Lufttamponade.

5. **Entfernung von zwei Trokaren**

Entfernen Sie zunächst einen Instrument Trokar. Entfernen Sie dann die Infusionsleitung mit Trokar. Eine Naht ist nicht notwendig, selbst wenn Sie einen senkrechten Schnitt durchgeführt haben!

6. **Injektion von 0,05 ml Lucentis**

Rückspül. Injizieren Sie 0,05 ml Lucentis durch den zweiten Instrumententrokar in den Glaskörperraum.

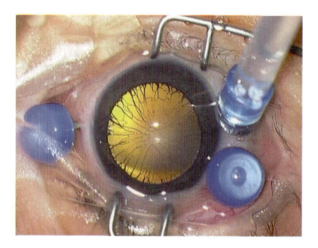

Abb. 21.3 Eine 27G linsenschonende Vitrektomie (DORC) im Neugeborenenauge in der 34. Schwangerschaftswoche. Beachten Sie die Tunica vasculosa lentis

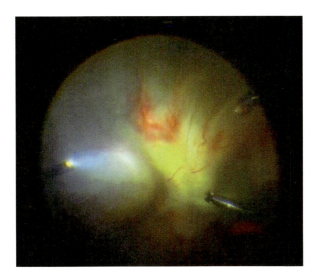

Abb. 21.4 Eine Stadium 4B Ablösung

Chirurgische Perlen Nr. 74

<u>Anti-VEGF-Dosis für ROP:</u> Wir injizieren die Erwachsenendosis von Lucentis. Die Begründung dafür ist, dass ein Medikament in einem Auge ohne Glaskörper eine kürzere Halbwertszeit hat als in einem Auge mit Glaskörper. Alternativ injizieren Sie 0,1 ml Avastin.

7. **Entfernung des Instrumententrokars**

   Entfernen Sie schließlich den zweiten Instrument Trokar. Durch diese Injektionsmethode wird sichergestellt, dass kein Medikament durch die Infusionsleitung aus dem Auge austritt.

21.6 Komplikationen

1. Der Infusionstrokar kann sich zur Linse drehen und die Infusion blockieren, was zu einer Ablösung der Aderhaut führt.
2. Ein Netzhautriss führt unweigerlich zu einer Netzhautablösung, die nicht geheilt werden kann.
3. Eine Linsenberührung führt zu einer Lensektomie und folglich zu einer Amblyopie.

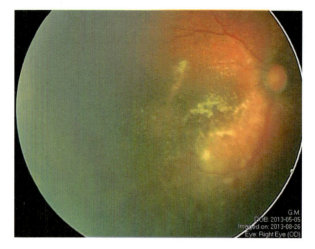

Abb. 21.5 Das gleiche Auge mit einer 14-tägigen Nachuntersuchung. Die Netzhaut ist wieder angelegt

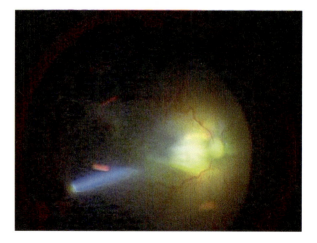

Abb. 21.6 Eine Stadium 4A Ablösung

21.7   FAQ

Wächst die Netzhaut nach Entfernung des Glaskörpers wieder an?
Ja. Der Glaskörper bei Neugeborenen ist vollständig intakt. Die Gefäßaktivität der Netzhaut führt zu einer entzündlichen Kontraktion des Glaskörpers, was zu einer

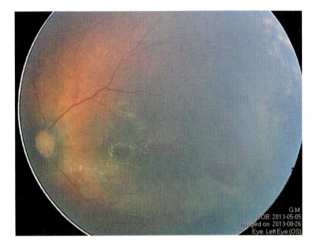

Abb. 21.7 Das gleiche Auge mit einer 14-tägigen Nachuntersuchung. Die Netzhaut ist wieder angelegt

Netzhauttraktion und Ablösung führt. Wenn Sie den Glaskörper entfernen und die Gefäßaktivität mit Anti-VEGF reduzieren, wird sich die Netzhaut innerhalb weniger Tage wieder anlegen.

21.8   Fallbericht Nr. 1: ROP Stadium 4 (Abb. 21.3, 21.4, 21.5, 21.6 und 21.7)

Das Neugeborene wurde in der 36. Schwangerschaftswoche aufgrund von ROP Stadium 3+ laserbehandelt. Eine Woche später war die Netzhaut beider Augen abgelöst. Das rechte Auge zeigte eine Ablösung im Stadium 4B, retinale Exsudate am hinteren Pol und eine große subretinale Blutung. Das linke Auge hatte eine Ablösung im Stadium 4A.

Drei 27G Trokare mit einem Lumen von 0,4 mm wurden 1 mm hinter dem Limbus eingesetzt. Die Einführung erfolgte senkrecht (nicht lamellär). Eine zentrale und periphere Vitrektomie wurde durchgeführt. Die Vitrektomie wurde mit einer EVA-Vitrektomie-Maschine (DORC), einer Schnittgeschwindigkeit von 7000 Schnitten/min und einem Vakuum von 500 mmHg durchgeführt. Am Ende wurden 0,65 mg Bevacizumab in den Glaskörperraum injiziert. Es wurden keine HGA, kein Peeling und keine Tamponade durchgeführt. Die Trokare wurden entfernt und die Sklerotomien wurden nicht vernäht. Die Operationszeit jedes Auges betrug weniger als 20 Minuten.

Am ersten postoperativen Tag war die Bindehaut weiß, der Augapfel normoton. Die Netzhaut war am LA vollständig und am RA teilweise wieder angelegt. Nach

14 Tagen Nachbeobachtung war die Netzhaut in beiden Augen peripher und zentral angelegt (Abb. 21.5 und 21.7).

Weiterführende Literatur

1. Capone A Jr, Trese MT. Lens-sparing vitreous surgery for tractional stage 4A retinopathy of prematurity retinal detachments. Ophthalmology. 2001;108(11):2068–70.
2. Hubbard GB 3rd, Cherwick DH, Burian G. Lens-sparing vitrectomy for stage 4 retinopathy of prematurity. Ophthalmology. 2004;111(12):2274–7.
3. Hartnett ME. Features associated with surgical outcome in patients with stages 4 and 5 retinopathy of prematurity. Retina. 2003;23(3):322–9.
4. Joshi MM, Trese MT, Capone A Jr. Optical coherence tomography findings in stage 4A retinopathy of prematurity: a theory for visual variability. Ophthalmology. 2006;113(4):657–60.
5. Kono T, Oshima K, Fuchino Y. Surgical results and visual outcomes of vitreous surgery for advanced stages of retinopathy of prematurity. Jpn J Ophthalmol. 2000;44(6):661–7.
6. Lakhanpal RR, Sun RL, Albini TA, Holz ER. Anatomic success rate after 3-port lens-sparing vitrectomy in stage 4A or 4B retinopathy of prematurity. Ophthalmology. 2005;112(9):1569–73.
7. Lakhanpal RR, Sun RL, Albini TA, Coffee R, Coats DK, Holz ER. Visual outcomes after 3-port lens-sparing vitrectomy in stage 4 retinopathy of prematurity. Arch Ophthalmol. 2006;124(5):675–9.
8. Moshfeghi AA, Banach MJ, Salam GA, Ferrone PJ. Lens-sparing vitrectomy for progressive tractional retinal detachments associated with stage 4A retinopathy of prematurity. Arch Ophthalmol. 2004;122(12):1816–8.
9. Moshfeghi AA, Awner S, Salam GA, Ferrone PJ. Excellent visual outcome and reversal of dragging after lens sparing vitrectomy for progressive tractional stage 4a retinopathy of prematurity retinal detachment. Retina. 2004;24(4):615–6.
10. Prenner JL, Capone A Jr, Trese MT. Visual outcomes after lens-sparing vitrectomy for stage 4A retinopathy of prematurity. Ophthalmology. 2004;111(12):2271–3.
11. Repka MX, Tung B, Good WV, Shapiro M, Capone A Jr, Baker JD, Barr CC, Phelps DL, van Heuven WA. Outcome of eyes developing retinal detachment during the Early Treatment for Retinopathy of Prematurity Study (ETROP). Arch Ophthalmol. 2006;124(1):24–30.
12. Repka MX, Tung B, Good WV, Capone A Jr, Shapiro MJ. Outcome of eyes developing retinal detachment during the Early Treatment for Retinopathy of Prematurity study. Arch Ophthalmol. 2011;129(9):1175–9.
13. Trese MT, Droste PJ. Long-term postoperative results of a consecutive series of stages 4 and 5 retinopathy of prematurity. Ophthalmology. 1998;105(6):992–7.

Kapitel 22
Episklerale Plombenchirurgie für ROP-Stadium 4A und 4B

Eine episklerale Plombenchirurgie ist keine logische Therapie bei einer nicht-rhegmatogenen Netzhautablösung, da kein Netzhautloch verschlossen werden muss. Das Band drückt die Sklera ein und presst das retinale Pigmentepithel gegen die Netzhaut. Die Wiederanlegung nach einer eindellenden Operation ist daher ein langsamer Prozess und kann mehrere Wochen dauern. Eine Vitrektomie hingegen ist eine logische Therapie bei einer traktiven Netzhautablösung, die auf ROP zurückzuführen ist, da der kontrahierte Glaskörper entfernt wird und die Netzhaut sich wieder anlegen kann. Der Heilungsprozess nach einer Vitrektomie ist schnell und die Wiederanlegung benötigt nur wenige Tage.

Wenn eine Stadium-4A-Ablösung mit einer temporalen Ablösung vorliegt, ist eine segmentales Plombe ausreichend. Wenn eine Stadium-4A/B-Ablösung die nasale und temporale Peripherie betrifft, ist eine Cerklage erforderlich.

Segmentales Plombe: Führen Sie eine Peritomie von 12 bis 6 Uhr durch. Platzieren Sie drei Haltefäden unter den geraden Muskeln im oberen, temporalen und unteren Bereich. Platzieren Sie das segmentale Band auf dem Äquator von 2 Uhr bis 4 Uhr bei einem linken Auge und von 8 Uhr bis 10 Uhr bei einem rechten Auge.

Cerklage : Führen Sie eine 360-Grad-Peritomie durch und platzieren Sie vier Haltefäden. Befestigen Sie ein 2,5 mm breites Band auf dem Äquator mit nicht resorbierbaren Fäden. Aspirieren Sie mit einer 30G Nadel Kammerwasser aus der Vorderkammer, um Hypotonie zu erreichen, und ziehen Sie dann das Band fest.

Der anatomische Erfolg von einer Verklage dauert mehrere Wochen und ist recht gut. Das funktionelle Ergebnis ist jedoch schlecht. Die Cerklage induziert eine hohe Myopie von etwa 10 Dioptrien und verringert den okulären Blutfluss [1]. Die Cerklage muss nach 6 Monaten entfernt oder durchtrennt werden, da es das Wachstum der Neugeborenen-Bulbus hemmt. Wenn die Cerclage nach 6 Monaten entfernt oder gelockert wird, reduziert sich die Myopie auf −5 Dioptrien.

Fallbericht

Ein Neugeborenes mit ROP-Stadium 4 im linken Auge wurde nur am linken Auge mit einer Cerklage operiert. Seine postoperative Refraktion betrug +1,5 Dioptrien im rechten Auge und −12 Dioptrien im linken Auge. Das linke Auge hatte eine Esotropie und Amblyopie. Zehn Monate später wurde die Cerklage entfernt und die Myopie reduzierte sich auf −11 Dioptrien. Fazit: Eine (zu) späte Entfernung der Cerklage führt zu einer starken Myopie.

Literatur

1. Lincoff H, Stopa M, Kreissig I, Madjarov B, Sarup V, Saxena S, Brodie S. Cutting the encircling band. Retina. 2006;26(6):650–4.

Kapitel 23
Posteriores Hyaloid-Kontraktionssyndrom

Netzhautablösungen bei pädiatrischen vasoproliferativen Erkrankungen wie der Retinopathie der Frühgeborenen (ROP) und der familiären exsudativen Vitreoretinopathie (FEVR) haben eine exsudative und zugbedingte Komponente. Junge Augen haben eine sehr haftende hintere Glaskörpergrenzschicht. Eine Kontraktion der hinteren Glaskörpergrenzschicht kann zu einer traktiven Netzhautablösung führen [1].

Das Syndrom der hinteren Glaskörperkontraktion kann nach einer primären Vitrektomie auftreten. Bei der ersten Operation wurde eine Kernvitrektomie ohne hintere Glaskörperabhebung (PVD) durchgeführt (Abb. 23.1a). Einige Wochen nach der primären Vitrektomie kann eine hintere Glaskörperabhebung auftreten (Abb. 23.1b). Der abgelöste hintere Glaskörper zieht sich zusammen und führt zu einer Netzhauttraktion mit Netzhautablösung. Bei starken Traktionen können subretinale Blutungen auftreten (Abb. 23.1b und 23.2).

Chirurgische Behandlung
Planen Sie sofort eine zweite Vitrektomie ein. Eine 25G- oder 27G-Ausrüstung ist ratsam. Entfernen Sie den hinteren Glaskörper und die Hyaloidmembran und wiederholen Sie die Anti-VEGF-Injektion. Eine vollständige Induktion der hinteren Glaskörperabhebung wird nicht empfohlen, da sie Netzhautrisse verursachen kann. Eine Lensektomie ist nicht erforderlich. Eine Lufttamponade ist nicht erforderlich.

U. Spandau und S. J. Kim, *Pädiatrische Netzhauterkrankungen*,
https://doi.org/10.1007/978-3-031-36876-9_23

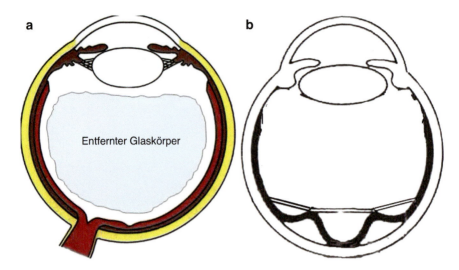

Abb. 23.1 Zustand nach Kern Vitrektomie (**a**). Einige Wochen später kann eine PVD auftreten, die zu einer Netzhauttraktion führt (**b**)

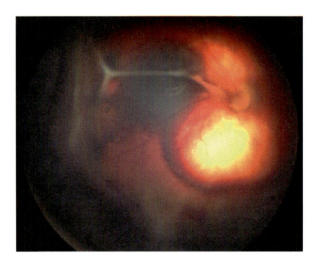

Abb. 23.2 Ein hinteres hyaloidales Kontraktionssyndrom. Der hintere Glaskörper hat sich abgelöst und zusammengezogen. In diesem Fall trat eine rezidivierende Netzhautablösung im Stadium 4B mit subretinalen Blutungen auf

Literatur

1. Joshi MM, Ciaccia S, Trese MT, Capone A Jr. Posterior hyaloid contracture in pediatric vitreoretinopathies. Retina. 2006;26(7 Supplement):S38–41.

Kapitel 24
Netzhautablösung Stadium 4A und 4B mit fibrovaskulären Membranen

In einer kleinen Gruppe von Neugeborenen mit ROP kann sich eine traktionale Netzhautablösung aufgrund von fibrovaskulären Membranen entwickeln (Abb. 24.1, 24.2 und 24.3). Diese fibrovaskulären Membranen erstrecken sich von der peripheren Netzhaut zur Linse und ziehen die Netzhaut in Richtung Linse und Ziliarkörper. Noch mehr fibrovaskuläre Membranen können sich innerhalb der Glaskörperhöhle entwickeln (Abb. 24.1).

All diese fibrovaskulären Membranen können sich über viele Uhrzeiten hinweg ausdehnen und den verfügbaren Raum für den chirurgischen Zugang verengen bzw. um Trokare einzuführen. Das chirurgische Ziel besteht darin, die Traktionsvektoren zu entfernen, um die Netzhaut zu entspannen und gleichzeitig die Linse zu erhalten und Netzhautrisse zu vermeiden. In diesen schwierigen Fällen ist jedoch häufig eine Lensektomie erforderlich. Die chirurgische Vitrektomie ist schwierig und das Ergebnis dieser Augen ist schlecht.

Zwei chirurgische Techniken sind möglich:

1. Entfernung der Membranen mit einem Vitrektor.
2. Entfernung der Membranen mit einem Messer.

1. **Entfernung der Membranen mit einem Vitrektor** (Abb. 24.4, 24.5 und 24.6): Eine Vitrektomie wird sehr schwierig, wenn fibrovaskuläre Membranen von der Netzhaut zur Linse vorhanden sind. Eine prominente Netzhautfalte entwickelt sich vom Wall und haftet an der hinteren Linsenkapsel. Diese Membranen verhindern das Einführen von Trokaren. Bestimmen Sie zunächst die Lage der Membranen mit binokularer Ophthalmoskopie und führen Sie

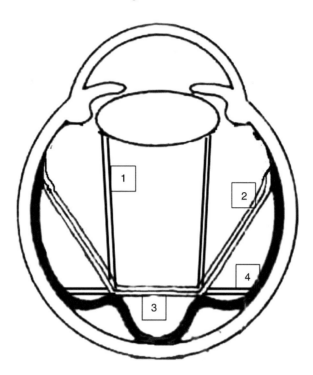

Abb. 24.1 Zeichnung, die die Traktionsvektoren bei fortgeschrittener Retinopathie der Früh-geborenen vom Wall zur Linse (1), von der Netzhaut zum Ziliarkörper (2), vom Wall zum Wall (3) und vom Wall zur Netzhaut (4) zeigt

dann die Trokare in einen membranfreien Raum ein. Dies ist oft die nasale Seite des Auges. Wenn Sie keinen Einstieg für die Trokare finden, muss eine Lensektomie durchgeführt werden. Fangen Sie mit einer Kernvitrektomie an und entfernen anschliessend die fibrösen vaskulären Membranen.

2. **Entfernung von Membranen mit einem Messer** (Abb. 24.7): Diese Komplikationen können vermieden werden, indem man ein 1,2 mm Messer verwendet. Sobald die Sklera geöffnet ist, wird die Mikroklinge zunächst vorsichtig in den Raum zwischen der Netzhaut und der hinteren Linsenkapsel geführt. Die Membran, die sich vom Rand nach vorne erstreckt, wird mit der Klinge für die scharfe Dissektion geschnitten. Dies entlastet die anteriore Netzhauttraktion, und die sofortige Entspannung der hinteren Netzhaut ist erkennbar. Dieser Schnitt kann über viele Stunden auf der Uhr erweitert werden, indem man parallel zur Linsenkapsel im Operationsraum mit dem Sklerotomiepunkt als Drehpunkt schwenkt, um traktive Membrane zu lösen. Nun ist ausreichend Platz für die anschließende Vitrektomie geschaffen. Dissektieren Sie die Proliferation entlang der Netzhautoberfläche. Es muss darauf geachtet werden, die Linse nicht zu verletzen oder unbeabsichtigt einen Netzhaut Riss [1] zu verursachen.

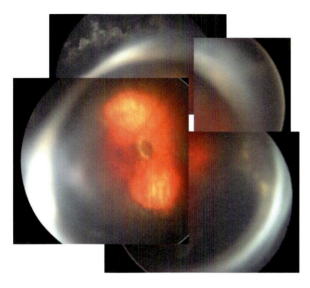

Abb. 24.2 Fibrovaskuläre Membranen wachsen vom Wall bis zum hinteren Teil der Linse. Die Membranen wachsen am temporalen, oberen Rand und am nasalen Pol. Trokare können daher nur inferior eingeführt werden. Eine Lensektomie könnte in diesem Fall nowendig sein

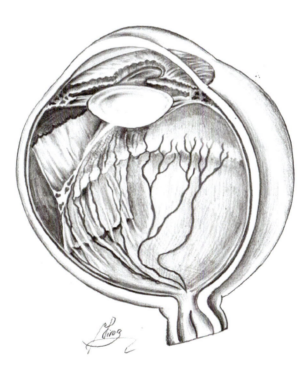

Abb. 24.3 Fibrovaskuläre Membran erstreckt sich von der ischämischen Netzhaut bis zur Linse. Zeichnung von Dr. Antoni Firoz

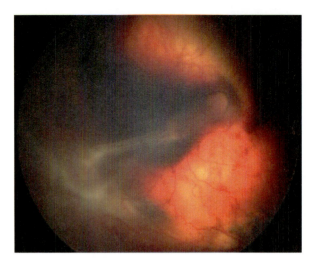

Abb. 24.4 Primäre Netzhautablösung Stadium 4B mit subretinaler Blutung und einer fibrovaskulären Membran vom Wall bis zum hinteren Teil der Linse

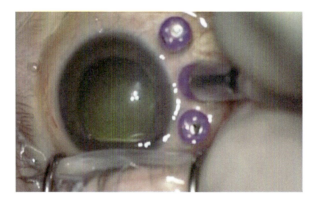

Abb. 24.5 Das gleiche Auge wie Abb. 24.3. Eine Einführung von Trokaren auf der temporalen Seite ist nicht möglich. Alle Trokare werden auf der nasalen Seite eingesetzt

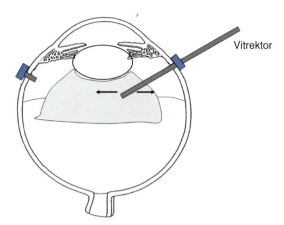

Abb. 24.6 Führen Sie die Trokare in einen membranfreien Bereich ein. Entfernen Sie dann die Membran mit einem Vitrektor

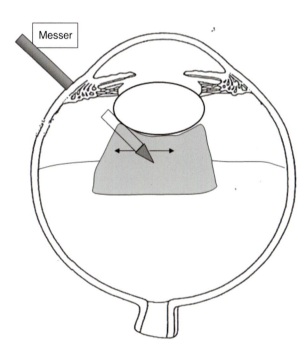

Abb. 24.7 Ab interno Durchtrennung der retrolentalen Membran. Eine Mikroklinge wird durch die Pars plicata in den Operationsraum zwischen Linse und Netzhautfalte eingeführt. Die Membran wird zunächst durchstochen und dann seitlich geschwenkt. Dies ermöglicht einen sichereren Einstiegspunkt für den Vitrektor

Literatur

1. Repka MX, Tung B, Good WV, Shapiro M, Capone A Jr, Baker JD, Barr CC, Phelps DL, van Thomas BJ, Yonekawa Y, Trese MT. Complete resolution of large retinal fold after transection of retrolental membrane during lens-sparing vitrectomy for retinopathy of prematurity: a 15-year follow-up. Retin Cases Brief Rep. 2016;10:93–5.

Kapitel 25
Stadium 5 ROP

Vitreoretinale Chirurgie bei Stadium 5 ROP ist unter Vitreoretinalchirurgen aufgrund der begrenzten anatomischen und funktionellen Ergebnisse sehr umstritten. Einige Chirurgen wie Dr. Zivojnovic behaupten, dass Stadium 5 ROP nicht operabel ist (mündliche Kommunikation). Andere Chirurgen behaupten, dass selbst ein minimales funktionelles Ergebnis für das Neugeborene positiv ist, was bedeutet, dass sich ein chirurgischer Eingriff lohnt. Die ETROP-Studie ergab, dass die Operation bei Stadium 5 ROP mit einigem anatomischen Erfolg, aber schlechtem funktionellen Ergebnis verbunden war. Die Operation führte bei keinem der Neugeborenen zu anatomischem Erfolg und keines erreichte eine Sehschärfe von >0,1 (Tab. 25.1) [1]. Cusick M zeigt bessere Ergebnisse. Seine Operation führte bei etwa einem Drittel der Neugeborenen zu anatomischem Erfolg und 4 % erreichten eine Sehschärfe von >0,05 [2].

Die Netzhaut von Augen im Stadium 5 ROP ist nach einer Vitrektomie anfälliger für ein Wiederauftreten der RD als bei Augen im Stadium 4B. Bei Stadium 4B ROP trat bei 5 % ein rezidivierendes RD auf, bei 22 % der Augen mit Stadium 5 ROP. Das Rezidiv entwickelte sich im Alter von 2–10 Jahren (Median, 4 Jahre) [3].

Stadium 5 ROP kann in verschiedenen anatomischen Formen des Trichters auftreten. Der Trichter kann vorne offen und hinten offen sein (Abb. 25.1a). Der Trichter kann vorne offen und im hinteren Teil geschlossen sein (Abb. 25.1b). Die Operation wird sehr schwierig, wenn der vordere Teil des Trichters geschlossen ist (Abb. 25.1c, 25.1d). Einige Chirurgen führen in diesen Fällen eine offene Himmel-Vitrektomie durch. Sie öffnen die Hornhaut, entfernen die Linse, führen eine Vitrektomie durch und nähen die Hornhaut wieder an ihren Platz [4].

Tab. 25.1 Ergebnis der vitreoretinalen Chirurgie bei Stadium 4A, Stadium 4B und Stadium 5 laut ETROP-Studie mit 401 Patienten [1]

ETROP-Studie (n = 401)	Alle Netzhaut-ablösungen	Stadium 4A	Stadium 4B	Stadium 5
Rate der Netzhaut-ablösungen	n = 89 (11 %)	n = 28 (40 %)	n = 14 (20 %)	n = 13 (19 %)
Netzhautanlage Nach vitreoretinaler Chirurgie	33 %	31 %	60 %	0 %
Vitrektomie mit Cerklage	71 % (34 % mit anliegender Makula)			
Cerklage	12 % (67 % mit anliegender Makula)			
Günstiger Visus	10 %	10 %	0 %	0 %

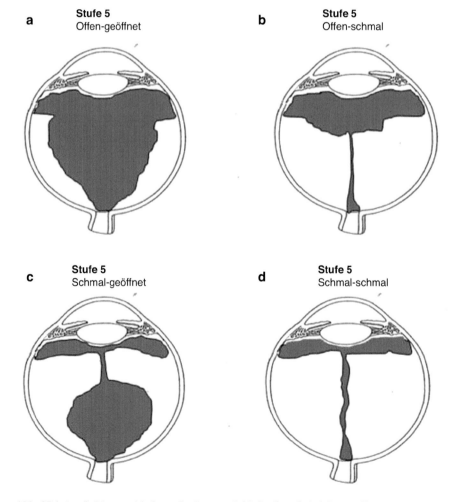

a **Stufe 5** Offen-geöffnet

b **Stufe 5** Offen-schmal

c **Stufe 5** Schmal-geöffnet

d **Stufe 5** Schmal-schmal

Abb. 25.1 (a– d) Die verschiedenen Stadien von ROP Stadium 5 sind dargestellt

Weiterführende Literatur

1. Repka MX, Tung B, Good WV, Capone A Jr, Shapiro MJ. Outcome of eyes developing retinal detachment during the Early Treatment for Retinopathy of Prematurity study. Arch Ophthalmol. 2011;129(9):1175–9.
2. Cusick M, Charles MK, Agrón E, Sangiovanni JP, Ferris FL 3rd, Charles S. Anatomical and visual results of vitreoretinal surgery for stage 5 retinopathy of prematurity. Retina. 2006;26(7):729–35.
3. Kondo H, Arita N, Osato M, Hayashi H, Oshima K, Uchio E. Late recurrence of retinal detachment following successful vitreous surgery for stages 4B and 5 retinopathy of prematurity. Am J Ophthalmol. 2009;147(4):661–666.e1.
4. Hirose T, Katsumi O, Mehta MC, Schepens CL. Vision in stage 5 retinopathy of prematurity after retinal reattachment by open-sky vitrectomy. Arch Ophthalmol. 1993;111(3):345–9.
5. Fuchino Y, Hayashi H, Kono T, Ohshima K. Long-term follow up of visual acuity in eyes with stage 5 retinopathy of prematurity after closed vitrectomy. Am J Ophthalmol. 1995;120(3):308–16.
6. Hartnett ME. Features associated with surgical outcome in patients with stages 4 and 5 retinopathy of prematurity. Retina. 2003;23(3):322–9.
7. Kono T, Oshima K, Fuchino Y. Surgical results and visual outcomes of vitreous surgery for advanced stages of retinopathy of prematurity. Jpn J Ophthalmol. 2000;44(6):661–7.
8. Mintz-Hittner HA, O'Malley RE, Kretzer FL. Long-term form identification vision after early, closed, lensectomy-vitrectomy for stage 5 retinopathy of prematurity. Ophthalmology. 1997;104(3):454–9.
9. Repka MX, Tung B, Good WV, Shapiro M, Capone A Jr, Baker JD, Barr CC, Phelps DL, van Heuven WA. Outcome of eyes developing retinal detachment during the Early Treatment for Retinopathy of Prematurity Study (ETROP). Arch Ophthalmol. 2006;124(1):24–30.
10. Trese MT, Droste PJ. Long-term postoperative results of a consecutive series of stages 4 and 5 retinopathy of prematurity. Ophthalmology. 1998;105(6):992–7.
11. Trese MT. Visual results and prognostic factors for vision following surgery for stage V retinopathy of prematurity. Ophthalmology. 1986;93(5):574–9.
12. Seaber JH, Machemer R, Eliott D, Buckley EG, deJuan E, Martin DF. Long-term visual results of children after initially successful vitrectomy for stage V retinopathy of prematurity. Ophthalmology. 1995;102(2):199–204.
13. Trese MT. Surgical results of stage V retrolental fibroplasia and timing of surgical repair. Ophthalmology. 1984;91(5):461–6.

Kapitel 26
Visuelles Ergebnis von sehr frühgeborenen Neugeborenen im Alter von 6,5 Jahren

Wir, die mit ROP-Neugeborenen arbeiten, fragen uns nach dem Ergebnis unserer kleinen Patienten. Wie ist ihre Sehkraft, wie ist ihr geistiger Zustand, wie werden sie im Leben zurechtkommen? Nun, die Antwort ist nicht einfach, und das Ergebnis ist von Neugeborenem zu Neugeborenem sehr unterschiedlich. In Bezug auf das visuelle Ergebnis wurde kürzlich eine große schwedische Studie veröffentlicht, die ROP-Kinder im Alter von 6,5 Jahren untersucht [1].

Diese schwedische Studie vergleicht das visuelle Ergebnis von sehr frühgeborenen Neugeborenen (<27 Wochen GA) mit einer Kontrollgruppe von termingeborenen Säuglingen (40 Wochen GA). Alle extrem frühgeborenen Säuglingen im Zeitraum von 2004 bis 2007 wurden in die Studie einbezogen. Die Studie umfasste 486 Teilnehmer mit ROP und wurde mit 300 Kindern der Kontrollgruppe verglichen. Der Prozentsatz der blinden Kinder mit ROP betrug 2,5 % im Vergleich zu 0 % in der Kontrollgruppe. Der Prozentsatz der Sehbehinderung (VA von 0,1 bis 0,5) trat bei 5,6 % der ROP-Neugeborenen im Vergleich zu 1 % in der Kontrollgruppe auf. Die Gesamtzahl der Sehbehinderungen bei sehr frühgeborenen Säuglingen mit ROP beträgt 9 % im Vergleich zur Kontrollgruppe mit 1 %.

Der Prozentsatz der sehr frühgeborenen Säuglingen mit Schielen betrug 17,4 % im Vergleich zu 0 % in der Kontrollgruppe. Und der Prozentsatz der refraktiven Fehler in der ROP-Gruppe betrug 29,7 % im Vergleich zu 6 % in der Kontrollgruppe. Der sphärische Bereich der refraktiven Fehler in der sehr frühgeborenen Gruppe variierte von −13,50 bis +10,25 D im Vergleich zu −1,13 bis +6,81 D in der Kontrollgruppe.

Eine weitere Studie untersuchte die Rate der nicht-visuellen Beeinträchtigungen von Kindern mit schwerer ROP im Alter von 5,5 Jahren [2]. Nicht-visuelle Beeinträchtigungen umfassten schweren Hörverlust, motorische und kognitive. Von den Kindern mit schwerer Retinopathie hatten 39,5 % mindestens 1 nicht-visuelle Behinderung im Alter von 5 Jahren im Vergleich zu 15,8 % der Kinder ohne sie ($P< ,001$).

Um das unterschiedliche Ergebnis zu veranschaulichen, zeigen wir das visuelle Ergebnis von drei Neugeborenen, die in der 23. und 24. Woche geboren wurden und wegen ROP in Zone I behandelt wurden. Zwei Neugeborene waren Zwillinge und wurden nur mit Avastin behandelt, und ein Neugeborenes wurde mit Laser und Avastin behandelt.

Fall 1 (Abb. 26.1) Dieses Neugeborene wurde in der 24. Woche mit einem Geburtsgewicht von 716 g geboren. Eine schwierige nekrotisierende Enterokolitis mit einem Kurzdarmsyndrom nach Darmresektionen trat auf. Das Neugeborene wurde wegen ROP in Zone I mit Laser-Photokoagulation behandelt. Zwei Wochen später trat ein Rückfall auf, und es wurde eine abschließende Laserbehandlung durchgeführt. Wiederum 2 Wochen später trat eine Plus-Erkrankung auf. Wir injizierten in beide Augen Anti-VEGF, und die Plus-Erkrankung verschwand.

Die *8-Jahres-Nachuntersuchung* zeigte ein gutes anatomisches Ergebnis im rechten Auge (Abb. 26.1). Die Sehschärfe beträgt 0,25 mit eigener Brille. Das linke Auge hat eine Makuladragging und Amblyopie. Der refraktive Fehler beträgt $-5,25/-2,5$ Zylinder 40° im rechten Auge und $-4,25/-2$ Zylinder 150° im linken Auge.

Fall 2 Ein frühgeborenes Drilling, geboren nach 23 Wochen mit einem Gewicht von 495 g. Operiert mit akuter Laparotomie aufgrund von NEC. Er entwickelte mehrmals Sepsis sowie Leberaffektion aufgrund einer CMV-Infektion. Bei ihm wurde ROP 3+ in Zone I diagnostiziert und er erhielt eine intravitreale Injektion von Avastin 0,65 mg beidseitig. Die ROP-Erkrankung verschwand und keine weitere Behandlung war erforderlich. Die *7-Jahres-Nachuntersuchung* zeigte einen Refraktionsfehler und eine Sehschärfe von $+5,25/-1,25/152 = 0,3$ (rechtes

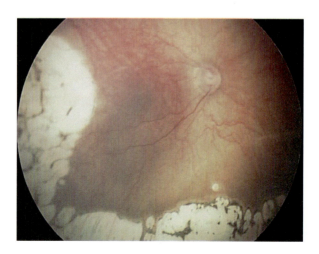

Abb. 26.1 RA: Die Netzhaut nach zwei Laser-Behandlungen und einer Avastin-Injektion. Visus beträgt 0,25

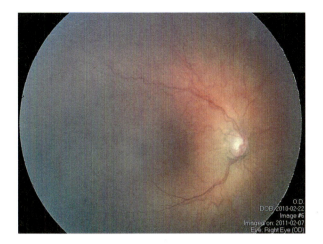

Abb. 26.2 RA: 1 Jahr nach Behandlung mit 1× Avastin. Die Netzhaut ist vollständig vaskularisiert. Der Visus bei der 7-Jahres-Nachuntersuchung beträgt 0,8

Auge) und + 6,25/−1,75/41 = 0,3 (linkes Auge). Die binokulare Sehschärfe betrug 0,4. Eine Esotropie und Nystagmus waren im linken Auge vorhanden. Laut der Mutter ging es ihm nicht so gut wie seinem Bruder.

Fall 3 Der Zwillingsbruder von Fall 2 hatte ein viel besseres Sehschärfeergebnis. Dieser männliche Drilling wurde in der 23. Woche mit einem Geburtsgewicht von 585 g geboren. Er hatte eine Laparotomie wegen NEC. Zusätzlich wurden Hypothyreose und pulmonale Hypertonie diagnostiziert. Ein ROP 3+ trat in Zone I auf und wurde mit einer beidseitigen Injektion von 0,5 mg Avastin behandelt. Die Plus-Erkrankung verschwand und trat nicht wieder auf. Bei der *7-Jahres-Nachuntersuchung* wurde eine Sehschärfe von +2,75sph = 0,8 (rechtes Auge) und + 2,75sph = 0,9 (linkes Auge) ermittelt. Laut der Mutter funktioniert er gut. Er hat einen normalen Sehstatus, auch wenn eine Stereofunktion nicht mit Sicherheit festgestellt werden konnte. Die Netzhaut sah normal aus, aber einige gewundene Gefäße waren vorhanden (Abb. 26.2).

Literatur

1. Hellgren KM, Tornqvist K, Jakobsson PG, Lundgren P, Carlsson B, Källén K, Serenius F, Hellström A, Holmström G. Ophthalmologic outcome of extremely preterm infants at 6.5 years of age: extremely preterm infants in Sweden Study (EXPRESS). JAMA Ophthalmol. 2016; https://doi.org/10.1001/jamaophthalmol.2016.0391.
2. Schmidt B, Davis PG, Asztalos EV, Solimano A, Roberts RS. Association between severe retinopathy of prematurity and nonvisual disabilities at age 5 years. JAMA. 2014;311(5):523–5. https://doi.org/10.1001/jama.2013.282153.

Teil VIII
Fallserienberichte

Fallserienberichte

Der Fallserienbericht ist in *drei* Kapitel unterteilt. Das *erste Kapitel* (1) zeigt pädiatrische Netzhauterkrankungen wie FEVR, Incontinentia pigmenti und erfolgreiche ROP-Fälle. Das *zweite Kapitel* (2) zeigt Behandlungsversagen von ROP-Erkrankungen aus den Kliniken der Autoren. Das *dritte Kapitel* (3) dokumentiert ROP-Behandlungsversagen aus der Literatur.

Kapitel 27
Pädiatrische Retinale Erkrankungen

Ulrich Spandau und Sang Jin Kim

27.1 Fallbericht Nr. 1: Neurofibromatose Typ 2 (Abb. 27.1 und 27.2)

Ein 5-jähriger Junge wurde in unser Krankenhaus überwiesen, um eine epiretinale Membran im rechten Auge operieren zu lassen. Bei ihm wurde Neurofibromatose Typ 2 diagnostiziert. Im Dezember 2012 wurde ein großer Tumor in seinem Gehirn operativ entfernt. Er hat einen verbleibenden Tumor, der das Gleichgewicht und das Gehör beeinträchtigt; außerdem einen intraspinalen Tumor. Er wird wegen Epilepsie behandelt.

Sehschärfe wurde mit 0,8 auf beiden Augen gemessen; es war nicht möglich, die Sehschärfe jedes Auges zu messen. Eine Fundusuntersuchung zeigte eine weißliche epiretinale Membran auf der Makula (Abb. 27.1).

Drei Monate später wurde eine 27G linsenschonende Vitrektomie durchgeführt (Abb. 27.2). Die Membran wurde mit der 27G Atkinson-Kanüle delaminiert und mit der 27G Endgreifzange (DORC) entfernt.

Eine Untersuchung 9 Monate später zeigte eine Sehschärfe von 0,2 auf dem rechten Auge, 1,0 auf dem linken Auge und die OCT ergab eine Verdickung der Makula, die der präoperativen OCT sehr ähnlich war. Die Operation führte zu keiner funktionellen Verbesserung.

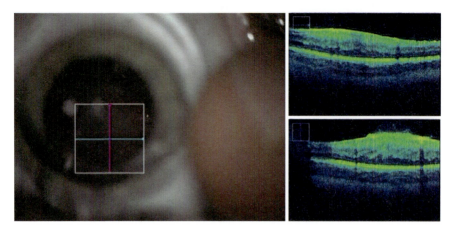

Abb. 27.1 Intraoperative OCT (Zeiss Rescan 700) eines Jungen mit einer epiretinalen Membran sekundär zur Neurofibromatose Typ 2

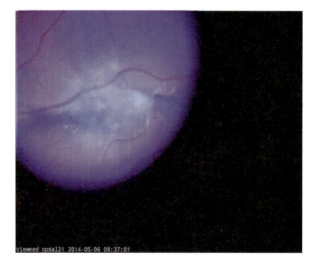

Abb. 27.2 Fotografie der epiretinalen Membran

27.2 Fallbericht Nr. 2: Persistierender hyperplastischer primärer Glaskörper (PHPV) (Abb. 27.3, 27.4 und 27.5)

Ein 23 Tage alter Neugeborener wurde zur Operation einer Netzhautablösung des rechten Auges (Abb. 27.4) bei uns aufgenommen. Bei der Geburt hatte das rechte Auge eine große Pupille, die nicht auf Licht reagierte. Es gab keinen Rotreflex. Das Partnerauge war normal. Eine Untersuchung in Vollnarkose wurde durchgeführt. Die Achslänge des rechten Auges betrug 14,60 mm und Weiß-zu-Weiß 10 mm. Eine Untersuchung des vorderen Augenabschnitts zeigte eine starke Iris-Hyperämie, hintere Synechien um 6 Uhr und eine zonuläre Lyse von 11 bis 1 Uhr.

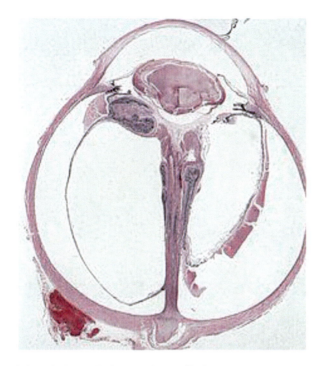

Abb. 27.3 Persistierender-hyperplastischer-primärer-Glaskörper (PHPV). Ein geschlossener Trichter vom Sehnervenkopf zur Linse. (Fotofreigabe Wikipedia)

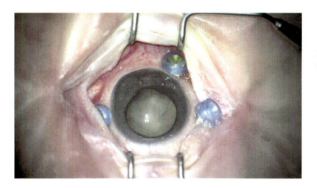

Abb. 27.4 Ein Neugeborenes mit einseitigem PHPV. Beachten Sie die retrolentale Masse

Ein weißes vaskularisiertes Gewebe hinter der Linse war vorhanden (Abb. 27.5). Der B-Scan zeigte eine trichterförmige Hyperreflexivität vom Sehnerv zur Linse. Die Netzhaut schien angehaftet zu sein. Die Untersuchung des linken Auges ergab eine Achslänge von 16,81 mm und ein W-t-W von 11 mm. Vorderer und hinterer Augenabschnitt waren regelrecht.

Die Eltern wurden über die Befunde informiert und stimmten einer Operation zu. Eine 27G linsenschonende Vitrektomie wurde durchgeführt und das retro-

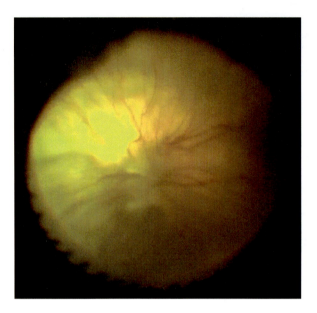

Abb. 27.5 Das retrolentale Gewebe

lentale Gewebe entfernt (Abb. 27.4 und 27.5). Die Sicht auf den Fundus war schlecht und es schien, dass Netzhautgefäße sichtbar waren.

Ein ERG ist in 6 Monaten geplant.

27.3   Fallbericht Nr. 3: FEVR (Abb. 27.6, 27.7, 27.8, 27.9, 27.10, 27.11, 27.12, 27.13, 27.14, 27.15, 27.16, 27.17, 27.18, 27.19 und 27.20)

<u>Allgemeine Anamnese:</u> Ein 9-jähriges Mädchen wurde wegen unklarer Netzhaut Pathologie im rechten Auge und Sehstärkenabnahme im linken Auge in den letzten 6 Monaten überwiesen. Bei dem linken Auge wurde ein Schielen beobachtet. Positive Trauma-Anamnese vor 1 Jahr.

 <u>Augenuntersuchung:</u>

- Sehschärfe: RA: 0,7 und LA: 0,05.
- Das <u>rechte</u> Auge hatte klare optische Medien. Die Netzhaut zeigte fibrovaskuläre Proliferationen am temporalen Pol (Abb. 27.6) und reduzierte retinale Vaskularisation in der Peripherie. Das linke Auge hatte aufgrund einer dichten Glaskörperblutung (Abb. 27.7) keine Sicht auf die Netzhaut. Eine beidseitige intravitreale Lucentis-Injektion in Allgemeinanästhesie wurde durchgeführt. Drei Wochen später zeigte ein Optos-Foto einen nahezu unveränderten Fundus am rechten Auge (Abb. 27.8) und eine verminderte und dichte Glaskörperblutung im linken Auge (Abb. 27.9).

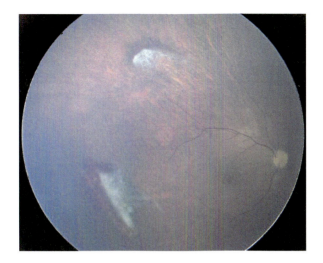

Abb. 27.6 RA: Erstuntersuchung mit Retcam

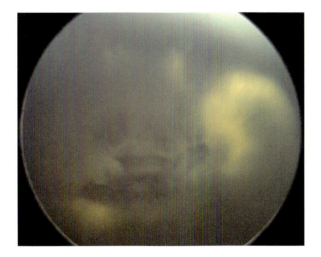

Abb. 27.7 LA: Glaskörperblutung

Einen Monat später wurde eine Untersuchung des rechten Auges und eine Operation des linken Auges durchgeführt. Im RE zeigte eine Retcam Angiographie eine periphere Netzhautischämie mit Proliferationen (Abb. 27.10). Eine Laser-Photokoagulation mit indirekter Ophthalmoskopie (LIO) wurde durchgeführt (Abb. 27.11). Im LE wurde eine linsenschonende Vitrektomie durchgeführt (siehe Video 27.4).

Einen Monat nach der Operation wurde eine Optos Foto- und Angiographie durchgeführt. Die Optos-Fotografie zeigte pigmentierte Laser-Narben in der

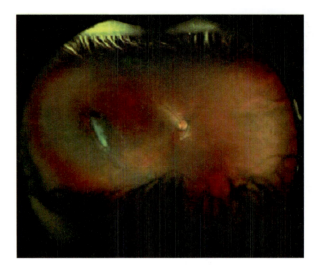

Abb. 27.8 RA: Ein Monat nach Lucentis Behandlung

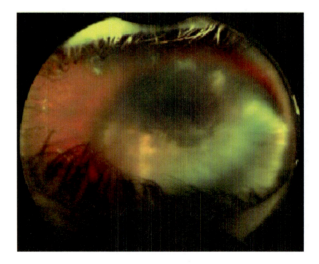

Abb. 27.9 LA: Ein Monat nach Lucentis Behandlung

temporalen Peripherie (Abb. 27.12). Im linken Auge ist eine temporale und recht zentrale Laserkoagulation sichtbar (Abb. 27.13). Die fibrovaskulären Proliferationen wurden während der Vitrektomie entfernt.

Wir haben eine Untersuchung mit Retcam in Allgemeinanästhesie geplant. Die Retcam-Angiographie (und nicht Fotografie) zeigte avaskuläre Bereiche, die noch nicht mit Laser behandelt wurden (Abb. 27.14). Daher führten wir eine angiographiegestützte Laser-Photokoagulation durch (siehe Kap. 12) (Abb. 27.15).

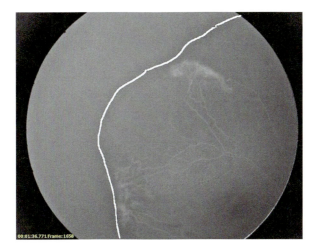

Abb. 27.10 RA: Retcam Angiographie. Die weiße Linie trennt die physiologische von der ischämischen Netzhaut

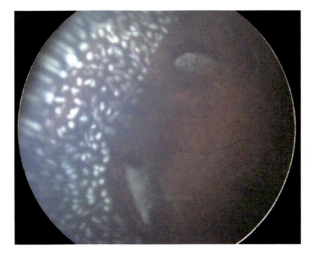

Abb. 27.11 RA: **Retcam-Fotografie**. Die ischämische Netzhaut wurde mit peripherem LIO-Laser behandelt. Das Bild wurde direkt nach der Laserbehandlung aufgenommen

In der Zwischenzeit erhielt unsere Abteilung das Optos California und wir planten sofort eine Optos-Angiographie. Die Optos-Angiographie (und nicht Optos-Fotografie) zeigte ausgedehnte ischämische Bereiche in der Peripherie beider Augen, die mit der Retcam-Angiographie NICHT erkannt wurden (Abb. 27.16 und 27.17). Eine zusätzliche Laser-Photokoagulation wurde mit LIO (Laser-indirekte Ophthalmoskopie) durchgeführt.

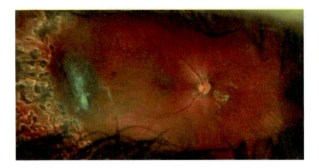

Abb. 27.12 RA: Optos-Fotografie. Einen Monat nach der Laser (LIO) Behandlung

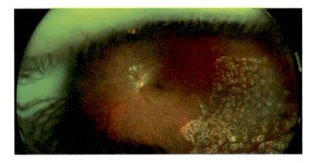

Abb. 27.13 LA:Optos-Fotografie. Einen Monat nach der linsenschonenden Vitrektomie

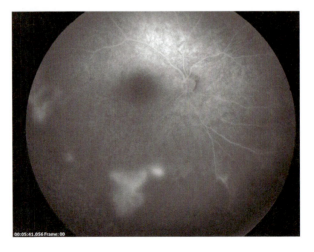

Abb. 27.14 RA: Retcam-Angiographie zeigt eine verbleibende retinale Ischämie im unteren und temporalen Bereich

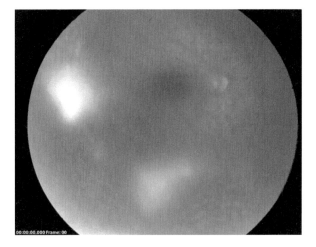

Abb. 27.15 RA:Retcam-Angiographie. Eine angiographiegestützte Retcam-Angiographie wurde durchgeführt. Die Skip-Läsion um 6 Uhr wird mit Laser behandelt. Beachten Sie das kleine Gesichtsfeld der Retcam-Angiographie und vergleichen Sie es mit Abb. 27.16

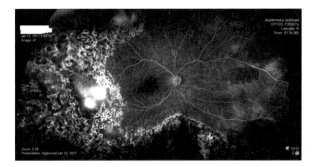

Abb. 27.16 RA: Optos-Angiographie. Zwei Laserkoagulationen mit Hilfe der Retcam-Angiographie wurden durchgeführt. Heute wird eine Optos-Angiographie durchgeführt und zeigt eine ausgedehnte Ischämie in der nasalen Peripherie

Die 6-monatige Nachuntersuchung nach der letzten Laserbehandlung zeigt eine ausgedehnte Laser-Photokoagulation beider Augen. Die Proliferationen im rechten Auge sind noch undicht (Abb. 27.18, 27.19 und 27.20). Die Sehschärfe betrug 1,0 in beiden Augen.

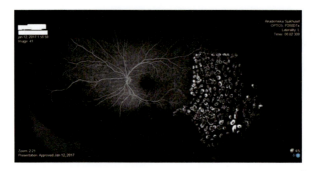

Abb. 27.17 LA: Optos-Angiographie. Dieses Auge wurde aufgrund einer Glaskörperblutung vitrektomiert. Beachten Sie die retinale Ischämie in der nasalen Peripherie und sogar in der temporalen Peripherie

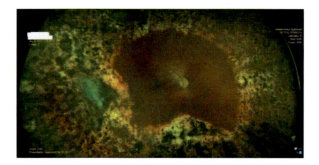

Abb. 27.18 RA: Optos Fotografie. Abschließende Nachuntersuchung

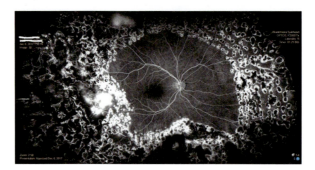

Abb. 27.19 RA: Optos Angiographie. Abschließende Nachuntersuchung

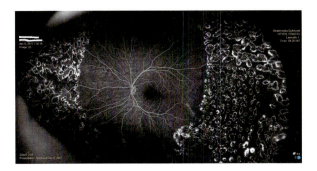

Abb. 27.20 LA: Optos Angiographie. Abschließende Nachuntersuchung 6 Monate nach der Laser-Photokoagulation

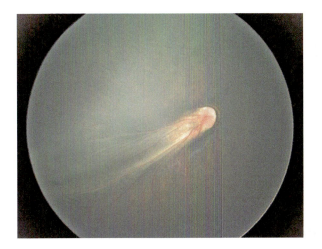

Abb. 27.21 RA: Eine Netzhautfalte von der Papille zur temporalen Peripherie

27.4   Fallbericht Nr. 4: Angeborene familiäre exsudative Vitreoretinopathie (FEVR) (Abb. 27.21, 27.22, 27.23 und 27.24)

<u>Allgemeine Anamnese</u>: Reif geborenes und gesundes Kind.
<u>Augenanamnese</u>: Ein sechs Monate altes Mädchen mit pathologischem Sehverhalten und Nystagmus. Ausgeprägte Netzhautveränderungen wurden beobachtet. Die Patientin wurde zur weiteren Untersuchung, einschließlich Angiographie, überwiesen.

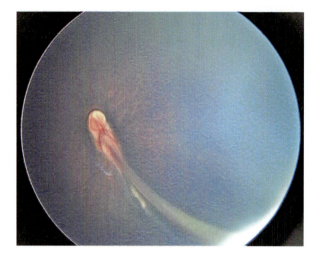

Abb. 27.22 LA: Eine Netzhautfalte von der Papille zur temporalen Peripherie, die die Linse berührt

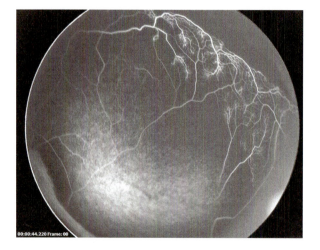

Abb. 27.23 LA: Angiografie zeigt periphere Ischämie und gekrümmte Gefäße

<u>Untersuchung in Allgemeinanästhesie:</u>
- *Retinoskopie in Zykloplegie:*
  - RA: −1,0/ −1,0 Zyl 70°.
  - LA: −6,0/ −2,5 Zyl 160°.
- *Achsenlänge:*
  - RA: 19,0 mm
  - LA: 18,9 mm

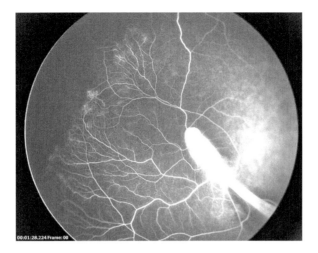

Abb. 27.24 LA: Angiographie zeigt eine starke Hyperfluoreszenz von der Netzhautfalte. Beachten Sie die Ischämie und eine leichte Leckage in der Peripherie

Retcam-Fotografie und Angiografie (Abb. 27.21, 27.22, 27.23 und 27.24):
- RA: Klare optische Medien. Gute Sicht auf den Fundus. Eine Netzhautfalte von der Papille zur temporalen Peripherie. Einbeziehung der Makula. Die Angiografie zeigt eine retinale Ischämie in der Peripherie des Auges mit leichter Leckage aus den Gefäßen (Abb. 27.21).
- LA: Klare optische Medien. Eine Netzhautfalte von der Papille zur temporalen Peripherie (Abb. 27.22). Die Netzhautfalte ist in der Peripherie sehr dick und berührt die Linse. Avaskuläre Netzhaut ist in der Peripherie sichtbar. Eine leichte Leckage ist vorhanden (Abb. 27.23 und 27.24).

Fazit:
Die Diagnose ist höchstwahrscheinlich FEVR, weil das Neugeborene nicht frühgeboren ist und weil die Netzhautfalte temporal liegt, was typisch für FEVR ist. Es gibt keine Indikation für eine Laserbehandlung. Eine neue Untersuchung ist in 3–6 Monaten geplant. Das Risiko für sekundäre Komplikationen wie Netzhautablösung (traktiv, exsudativ und rhegmatogen) beträgt 30 % [1].

27.5 Fallbericht Nr. 5: Ist das FEVR und ROP = ROPER? (Abb. 27.25, 27.26, 27.27, 27.28, 27.29 und 27.30)

Allgemeine Anamnese: Ein 3-jähriger Junge aus Südostasien, wo er prämatur geboren wurde.

Augenanamnese: Eltern beurteilen seine Sehkraft als stark beeinträchtigt. Eine Untersuchung in Vollnarkose wurde geplant.

Untersuchung in Vollnarkose:

- Retinoskopie in Zykloplegie:

  - Rechtes Auge:−7,5/ −5,0 Zyl 30°.
  - Linkes Auge: −9,5 / −2,0 Zyl 160°.

Eine Untersuchung mit Retcam und Retcam-Angiographie wurde durchgeführt. Die Retcam zeigte eine temporale Makulafalte in beiden Augen (Abb. 27.25, 27.26, 27.27, 27.28, 27.29 und 27.30). Die Makula hatte ein „Pfeffer-Salz"-Aussehen. Die Netzhaut war angeheftet. Die Retcam-Angiographie zeigte RPE-Veränderungen in der Makula. In der Peripherie wurden Gefäßfehlbildungen mit Leckage und einer avaskulären Netzhaut festgestellt.

Fazit:

Ein Makulaziehen auf der temporalen Seite und eine normale Netzhaut auf der nasalen Seite ist vorhanden. Die Diagnose könnte ROP sein, weil der Junge frühgeboren war oder FEVR. In einer kürzlich durchgeführten Studie wurde eine neue Entität namens „ROPER" für Neugeborene vorgeschlagen, die frühgeboren sind und eine Netzhaut mit Anzeichen von ROP und FEVR [2] aufweisen. Zusätzlich wurde eine schwere Myopie festgestellt.

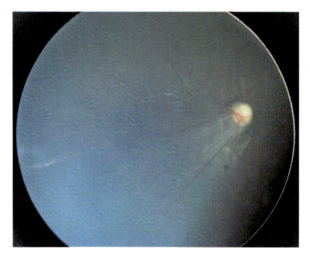

Abb. 27.25 RA: Ein makuläres Ziehen

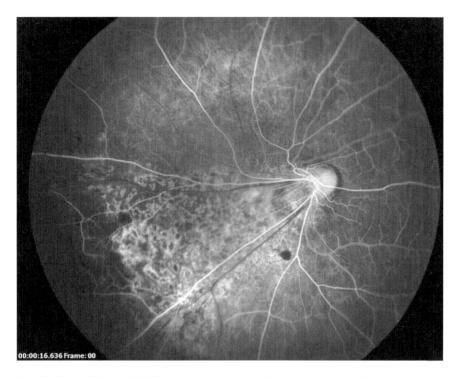

Abb. 27.26 RA Schwere RPE Veränderungen, vermutlich sekundär zum makulären Ziehen

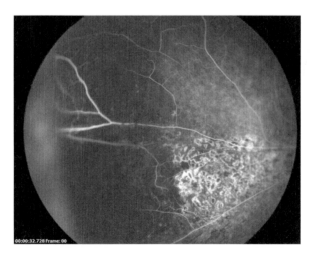

Abb. 27.27 RA: GefäßFehlbildungen in der Peripherie

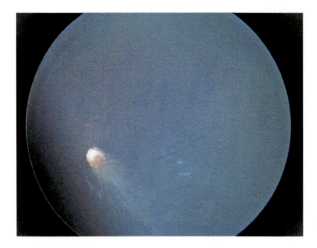

Abb. 27.28 LA: Makuläres Ziehen auf der temporalen Seite

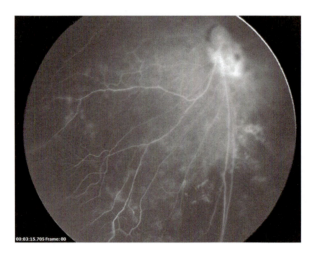

Abb. 27.29 LA: Ausgeprägte GefäßFehlbildungen mit Leckage

27.6   Fallbericht Nr. 6: Incontinentia Pigmenti
(Abb. 27.31, 27.32, 27.33, 27.34, 27.35, 27.36, 27.37, 27.38, 27.39, 27.40 und 27.41)

Incontinentia pigmenti ist eine seltene angeborene Hauterkrankung mit einer Augenbeteiligung. Eine retinale Ischämie kann vorhanden sein, die zu einer Netzhautablösung führt [100, 600].

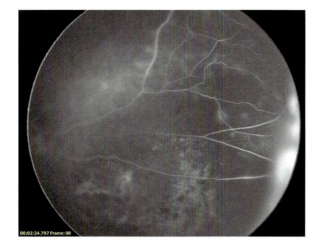

Abb. 27.30 LA: Gedehnte Gefäße mit starker Leckage in der Peripherie

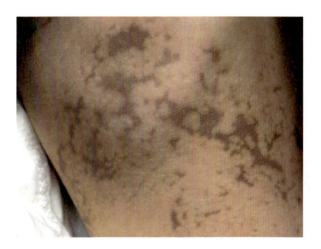

Abb. 27.31 Pigmentierte Haut läsionen am Bein des Säuglings

Allgemeine Anamnese:

Ein reifgeborenes Neugeborenes wurde mit Incontinentia pigmenti (Abb. 27.31) diagnostiziert und zur augenärztlichen Untersuchung an uns überwiesen.

Untersuchung in Vollnarkose:

Bei der ersten Untersuchung waren im linken Auge zwei Netzhautblutungen vorhanden (Abb. 27.34). Das RE sah normal aus (Abb. 27.32). Die Fluoreszeinangiographie zeigte jedoch eine periphere Ischämie ohne Leckage (Abb. 27.33 und 27.35). Wir beschlossen, die Untersuchung in 1 Monat zu wiederholen.

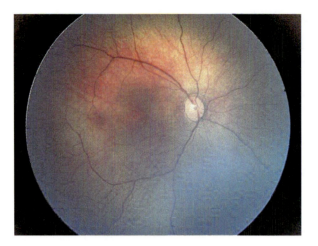

Abb. 27.32 RA: Das Farbbild zeigt keine Pathologie

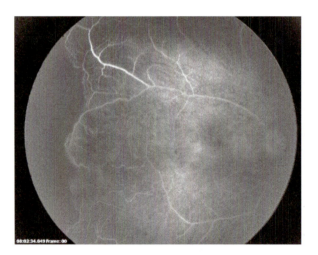

Abb. 27.33 RA: Fluoreszein Angiographie zeigt eine ischämische Netzhaut ohne Leckage aus den Gefäßen

Einen Monat später hatte sich die Netzhautpathologie verschlechtert (Abb. 27.36 und 27.37). Die Fluoreszeinangiographie zeigte Proliferationen und Leckagen. Eine Laserkoagulation wird in derselben Sitzung durchgeführt. Das rechte Auge wird mit 1227 Effekten und das linke Auge mit 1066 Effekten behandelt. Während der Laserkoagulation ist jedoch die Grenze zwischen physiologischer und pathologischer Netzhaut schwer zu erkennen.

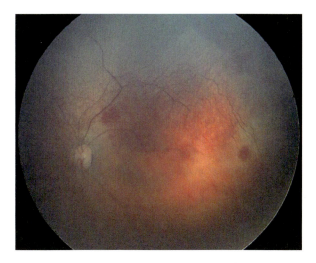

Abb. 27.34 LA: Farb Fotografie zeigt zwei Netzhautblutungen

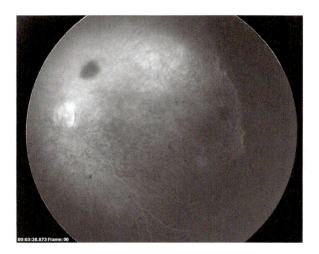

Abb. 27.35 LA: Die ischämische Netzhaut kann nur mit Fluoreszein-Angiographie visualisiert werden

Operation:

Daher wurde eine Angiographiegestützte Laserkoagulation 1 Monat später geplant (Details siehe Kapitel „Angiographiegestützte Laserkoagulation"). Die Fluoreszeinangiographie zeigt eine vollständige Laserbehandlung im linken Auge, aber eine verbleibende Ischämie im rechten Auge (Abb. 27.38 und 27.39). Eine vollständige Laserkoagulation wird in derselben Sitzung durchgeführt (Abb. 27.40).

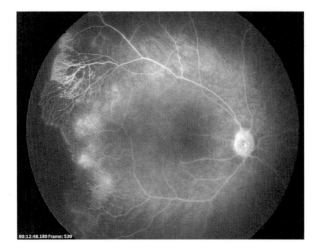

Abb. 27.36 RA: 1 Monat später hat sich das Bild sehr verändert. Leckagen und Proliferationen sind aufgetreten. Eine Laserkoagulation wird eingeleitet

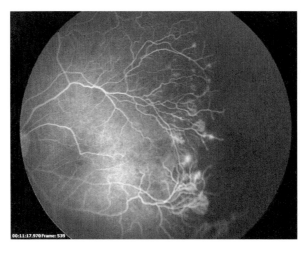

Abb. 27.37 LA: 1 Monat später zeigt die Retcam Angiographie eine ischämische Netzhaut in der Peripherie und Leckage aus den Netzhautgefäßen. Eine Laserkoagulation wird eingeleitet. Aber die Grenze zwischen physiologischer und pathologischer Netzhaut ist schwer zu erkennen

1-Jahres-Nachuntersuchung:

Die Retinoskopie zeigte Emmetropie in beiden Augen und keine pathologischen Veränderungen der Netzhaut (Abb. 27.41).

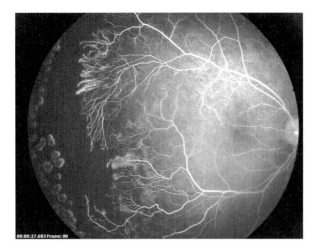

Abb. 27.38 RA: 1 Monat nach Laserkoagulation: Angiographie zeigt eine Laserlücke im ischämischen Areal

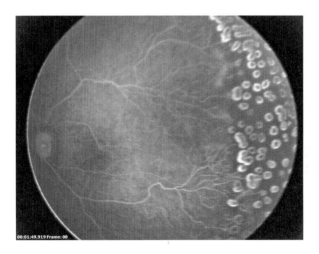

Abb. 27.39 LA: 1 Monat nach Laserkoagulation: Angiographie zeigt keine verbleibende Ischämie im linken Auge

27.7   Fallbericht Nr. 7: Morning Glory-Syndrom (Abb. 27.42, 27.43, 27.44 und 27.45)

Ein 1,5 Jahre altes Mädchen stellte sich in der OPD wegen Sehstärkenabnahme vor. Die Sehschärfe des rechten Auges beträgt 0,2 und des linken Auges 0,02. Die Refraktion beträgt +1,5/−1,5 Zylinder bei 0° im rechten Auge und

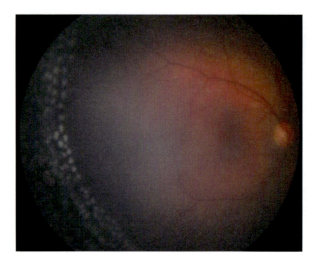

Abb. 27.40 RA: In derselben Sitzung wird eine abschließende Laser-Koagulation durchgeführt. Dieses Bild wurde unmittelbar nach der Laserbehandlung aufgenommen. Alte und neue Lasereffekte sind erkennbar

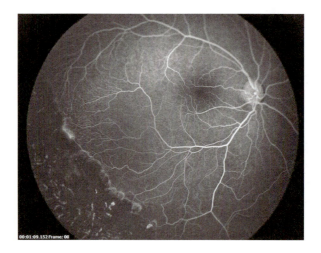

Abb. 27.41 RA: Ein Jahr später zeigt die Fluoreszein-Angiographie eine ruhige Netzhaut und keine Netzhautischämie

+1,5/−0,5 Zylinder bei 0° im linken Auge.

Eine <u>Untersuchung unter Allgemeinanästhesie</u> mit Retcam und Retcam-Angiographie ergab Folgendes:

- Das rechte Auge wies normale Befunde auf. Das linke Auge zeigte eine typische Morning-Glory-Optikus-Ddysplasie (Abb. 27.42). Temporal zur

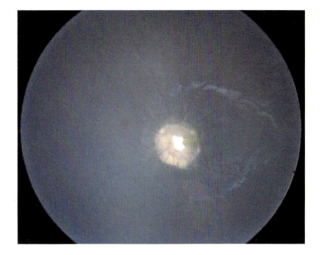

Abb. 27.42 LA: Morning glory Syndrom

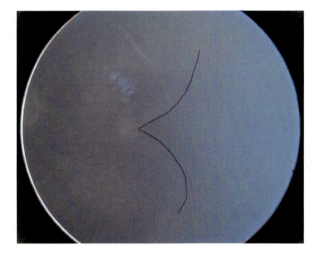

Abb. 27.43 LA: Morning glory Syndrom. Eine bogenförmige hellbraune Netzhaut-pigmentierung ist temporal zur Makula vorhanden

Makula wurde eine bogenförmige hellbraune Pigmentierung gefunden (Abb. 27.43). Die Angiographie zeigte eine sehr unreife Netzhaut; eine Makula ist nicht zu finden. Eine große nicht vaskularisierte Zone ist 360 Grad in der Peripherie vorhanden (Abb. 27.44 und 27.45).

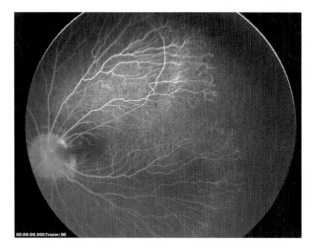

Abb. 27.44 LA: Angiographie zeigt eine unreife Netzhaut. Eine Makula ist nicht erkennbar

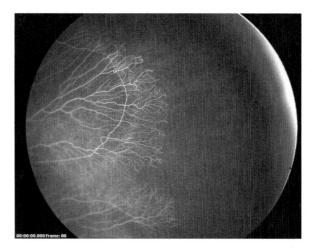

Abb. 27.45 LA: Eine periphere 360 Grad Ischämie ist vorhanden. Leckagen oder Proliferationen wurden nicht gefunden

Fazit:

Morning Glory-Syndrom ist eine Anomalie der Papille. Symptome sind eine geringe Sehschärfe und Amblyopie. Die schwerwiegendste Komplikation ist die Netzhautablösung, die bei etwa 26–38 % der Menschen mit Morning Glory-Syndrom auftreten kann [3]. Die Netzhaut ist sehr unreif und ähnelt sehr dem nächsten Fallbericht eines Neugeborenen mit Mikrozephalie.

27.8   Fallbericht Nr. 8: Mikrozephalie (Abb. 27.46, 27.47 und 27.48)

Mikrozephalie ist eine seltene Krankheit, die durch eine Infektion (Zika), Crystal Meth oder Alkoholmissbrauch während der Schwangerschaft verursacht werden kann. Chromosomenanomalien können ebenfalls ursächlich sein [4]. In diesem Fall wurde keine Infektion oder Drogenmissbrauch gemeldet. Das Baby war

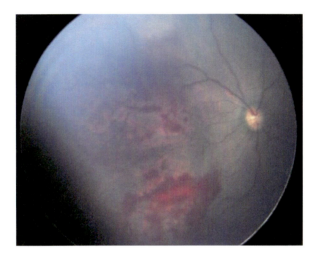

Abb. 27.46 Ein vollständig ausgetragenes Baby mit Mikrozephalie. Umfangreiche präretinale Blutung ist vorhanden

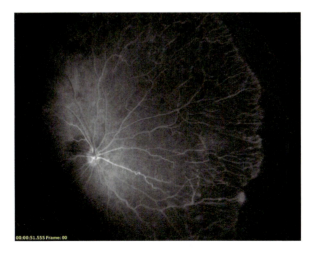

Abb. 27.47 Fluoreszein-Angiographie zeigt periphere Ischämie mit Leckage aus Gefäßen

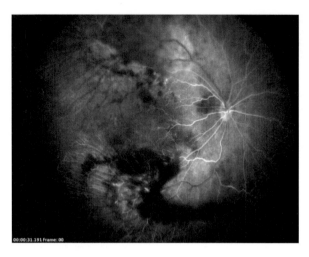

Abb. 27.48 Das FA-Bild zeigt eine sehr unreife Netzhaut. Eine Makula kann nicht visualisiert werden

termingerecht geboren. Die Eltern waren Cousins. Die indirekte Ophthalmoskopie zeigte eine präretinale Blutung (Abb. 27.46). Die Angiographie zeigt eine sehr unreife Netzhaut mit Ischämie in der Peripherie (Abb. 27.47 und 27.48).

Fazit:

Die Netzhaut dieses Säuglings mit Mikrozephalie ist sehr unreif und periphere Ischämie ist vorhanden. Dieser Fall ähnelt dem vorherigen Fall mit Morning Glory-Syndrom.

27.9   Fallbericht Nr. 9: Coats-Krankheit (Abb. 27.49, 27.50, 27.51, 27.52 und 27.53)

Allgemeine Anamnese:

Termingerecht geboren, keine Krankheiten

Augenanamnese:

Ein 3-jähriger Junge stellte sich in der Ambulanz wegen Schmerzen im linken Auge vor. Die Sehschärfe betrug RE = 0,63 und LE = 0,8. Die Fundoskopie war normal. Im Alter von 13 Jahren stellt sich der Junge erneut in der Ambulanzwegen Sehfeldverlust seit 2 Wochen vor. Die Sehschärfe im RE = 1,0 und im LE = 0,2. Die Fundoskopie des RE ist normal (Abb. 27.49) und im LE liegt eine exsudative Retinopathie vor (Abb. 27.50). Die Diagnose der Coats-Krankheit Stadium 2B wurde gestellt. Weitere Einzelheiten finden Sie im Kapitel „Coats-Krankheit".

Therapie:

Es wurde eine intravitreale Injektion von Eylea durchgeführt und eine Laserkoagulation in Allgemeinanästhesie geplant. Anschließend wurde eine Laser-

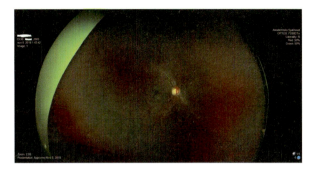

Abb. 27.49 Normales Partnerauge

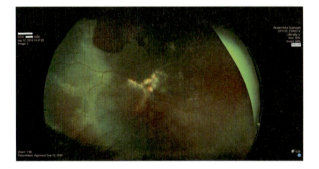

Abb. 27.50 Eine exsudative Retinopathie mit peripherer Blutung

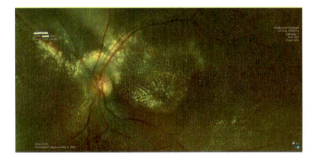

Abb. 27.51 Foveale Exsudation, VA = 0,2

indirekte Ophthalmoskopie mit 1487 Effekten durchgeführt. Zusätzlich wurde eine zweite Eylea-Injektion durchgeführt.

Nachsorge:

Einen Monat später betrug die visuelle Sehschärfe 0,7 (Abb. 27.51, 27.52 und 27.53).

27.10   Fallbericht Nr. 10: Avastin- und Laserbehandlung für ROP-Zone I (Abb. 27.54, 27.55, 27.56, 27.57 und 27.58)

Allgemeine Anamnese: Ein prämatur in der 23 Woche geborenes Mädchen. Das Kind ist sehr krank.
  Augenanamnese:

- 13. Oktober: **Aggressive hintere ROP in Zone I** wurde diagnostiziert. Beachten Sie, dass die temporäre Ischämie in Zone I liegt (Abb. 27.54 und 27.55)
- 13. Oktober: Injektion von 0,6 mg **Avastin**.
- 18. Oktober: Nachuntersuchung: Verbesserung, weniger Plus-Erkrankung
- 21. Oktober: Verbesserung
- 26. Oktober: **Rezidiv**: Keine Irisrubeose. Relativ klare Medien. Papille normal. Pre plus. Präretinale Blutungen von einem Papillendurchmesser um die gesamte

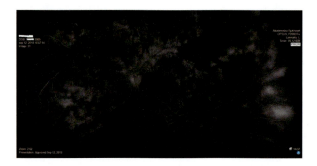

Abb. 27.52 Ausgedehnte Leckage aus den Gefäßen

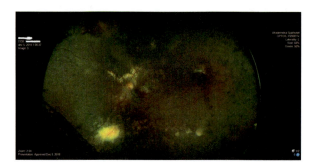

Abb. 27.53 Einen Monat Nachkontrolle nach LIO (Laser) und Eylea-Injektion. Visus = 0,7. Beobachten Sie die pigmentierten Laserwirkungen in der Peripherie

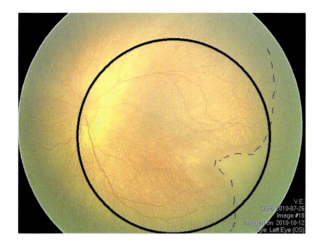

Abb. 27.54 LA: Vor Avastin Behandlung. Beachten Sie, dass dies Zone I ist

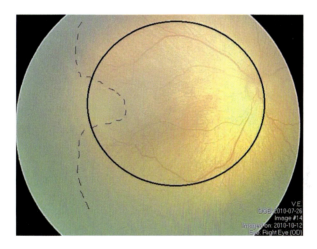

Abb. 27.55 RA: Vor Avastin Behandlung. Ebenfalls Zone I

zirkuläre Gefäßzone. Keine Traktion. Die avaskuläre Zone ist relativ zentral und liegt in Zone I.

- 27. Oktober: Zweite intravitreale Injektion von 0,6 mg **Avastin**.
- 1. November: Verbesserung
- 08. November: **Rezidiv in Zone II**. In der Zwischenzeit hatte sich die Netzhaut bis zur Zone II vaskularisiert, was zu einem vergrößerten Gesichtsfeld führte (Abb. 27.56). In Zone II führen wir eine Laser-Photokoagulation durch.
- 10. November: **Laser**; Rechtes Auge: 1859 Effekte, Linkes Auge: 1730 Effekte (Abb. 27.57 und 27.58)

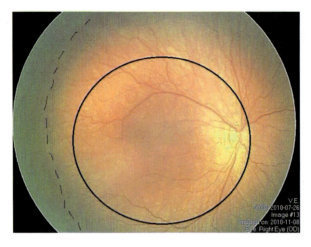

Abb. 27.56 RA: Nach Avastin Behandlung. Beachten Sie, dass die Netzhaut bis zur Zone II (gestrichelte Linie) vaskularisiert ist

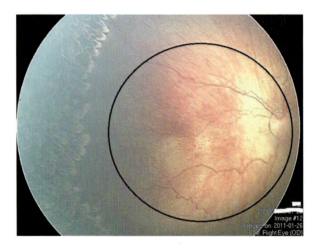

Abb. 27.57 RA: Nach Laser Behandlung. Beachten Sie, dass eine Zone II vorhanden ist

1-Jahres-Nachuntersuchung: Esotropie wurde am linken Auge festgestellt. Brillen und Abdeckung wurden verschrieben.

   3-Jahres-Nachuntersuchung:

- RA: +2,5/−1,25/13 = 0,25
- LA: +2,25/ -1,0/11 = 0,25

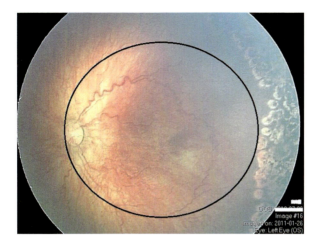

Abb. 27.58 LA: Nach Laser Behandlung. Beachten Sie, dass dies Zone II ist

Fazit:

Zwei intravitreale anti-VEGF Injektionen für Zone I und eine Laser-Koagulation für Zone II waren erforderlich, um die ROP zu behandeln. Dieser Fall ist ungewöhnlich, weil innerhalb eines Zeitraums von 4 Wochen zwei Rezidive auftraten. Das Neugeborene war sehr krank. Das erste Rezidiv wird erneut mit Anti-VEGF behandelt, weil die Retinopathie noch in Zone I vorhanden ist, während das zweite Rezidiv mit Laserkoagulation behandelt wird, weil eine Zone-II-Erkrankung vorliegt. Denken Sie daran: Im Falle von ROP plus in Zone I ist eine Anti-VEGF-Injektion die Therapie der Wahl und im Falle von Zone II sind eine Injektion oder Laserbehandlung gleichermaßen gut.

Bemerkung: Zone II = Entfernung von 2× (Papille zur Makula).

27.11   Fallbericht Nr. 11: Lucentis-Behandlung für ROP-Zone I (Abb. 27.59, 27.60, 27.61, 27.62, 27.63 und 27.64)

Allgemeine Anamnese. Ein Frühgeborener geborener Junge in Woche 22 + 5 und einem Gewicht von 435 g.

Der Säugling ist krank und , unterzog sich in Woche 31 einer Ductus Operation ohne Komplikationen.

Okuläre Anamnese:

- Woche 30: keine ROP festgestellt. Schlechte Sicht auf den Fundus.
- Woche 31: keine ROP. Schlechte Sicht auf den Fundus.

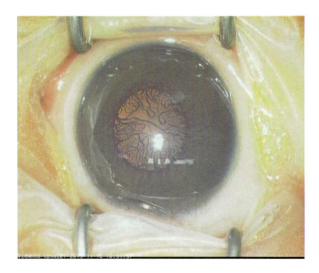

Abb. 27.59 Tunica vasculosalentis und eine rubeotische Iris sind vorhanden

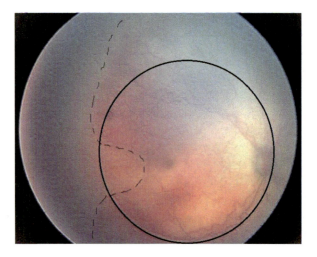

Abb. 27.60 RA: Das linke Auge vor der Behandlung. ROP 3+ in Zone I ist vorhanden

- Woche 32: keine ROP. Schlechte Sicht auf den Fundus.
- Woche 33: ROP 3.
- Woche 34: ROP 3+. Tunica vasculosa lentis und Irisrubeose sind vorhanden (Abb. 27.59). Eine Retcam-Fotografie zeigt, dass der Wall in Zone I liegt (Abb. 27.60 und 27.61). Daher wurde eine Behandlung mit **intravitrealer Lucentis** (50 % der Erwachsenendosis) durchgeführt

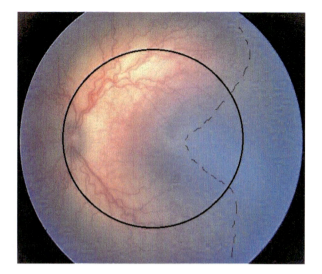

Abb. 27.61 LA: Die zentralen Gefäße sind geschlängelt und eine Zone I ist vorhanden

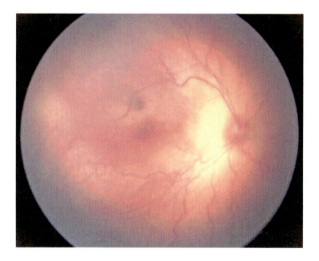

Abb. 27.62 RA: Retcam Farbbild. Zwei Monate nach der ersten Lucentis-Behandlung. Beachten Sie die geschlängelten Gefäße am hinteren Pol. Ein erneutes Auftreten von ROP 3+ ist vorhanden

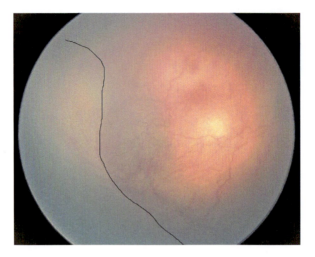

Abb. 27.63 RA: Retcam Farbbild. Zwei Monate nach der ersten Lucentis Behandlung. Viele neue Proliferationen am Wall (schwarze Linie). Eine zweite Lucentis-Injektion ist geplant

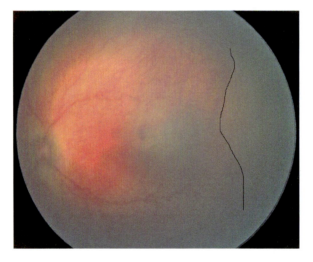

Abb. 27.64 LA: Retcam Bild. Zwei Monate nach der Lucentis-Behandlung. Die schwarze Linie zeigt den Wall an. Eine zweite Lucentis-Injektion ist geplant

- Woche 42: Rezidiv von ROP 3+ im rechten Auge und weniger ausgeprägt im LE (Abb. 27.62, 27.63 und 27.64). Schwierig zu beurteilen, ob Zone I oder Zone betroffen ist.
- Woche 42: Behandlung mit **intravitrealer Lucentis** (50 % der Erwachsenendosis)
- Während der Nachbeobachtung trat kein Rezidiv auf.

Fazit:

Dies ist ein typischer Fall, insofern als das Rezidiv 8 Wochen nach der Lucentis-Injektion auftrat. Dieser Fall ist auch ungewöhnlich, weil wir normalerweise eine Laserkoagulation als zweite Behandlung durchführen. Aber in diesem Fall war immer noch eine Zone I vorhanden.

27.12 Fallbericht Nr. 12: Drei-Jahres-Nachbeobachtung nach ROP in Zone I und Behandlung mit 1× Lucentis (Abb. 27.65, 27.66, 27.67, 27.68, 27.69 und 27.70)

Allgemeine Anamnese. Ein Frühgeborenes geborener Junge in der 24. Woche. Entwickelte eine nekrotisierende Enterokolitis und wurde zweimal wegen dieser operiert, mit sehr kritischem postoperativem Zustand.

   Augengeschichte:

- Woche 32: Diagnose von ROP 3+ in Zone I (Abb. 27.65 und 27.66)
- Woche 32: Beidseitige Behandlung mit intravitrealem Lucentis (50 % Erwachsenendosis)

Nachuntersuchung nach einem Jahr:

   Bilaterale hohe Myopie. Periphere nicht vaskularisierte Netzhaut. Keine Leckage und keine Proliferationen. Keine Indikation für Laserbehandlung. (Abb. 27.67 und 27.68)

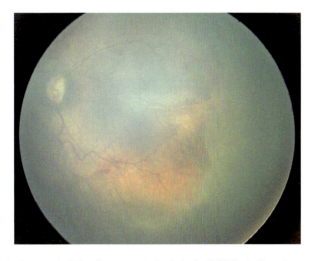

Abb. 27.65 LA: Temporale Seite. Sehr zentrale Pathologie. ROP 3+ in Zone I

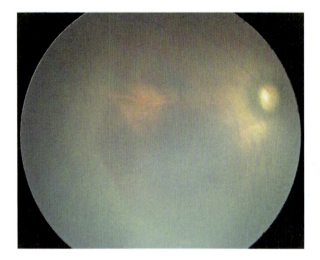

Abb. 27.66 LA: Am nasalen Pol befindet sich eine sehr große ischämische Fläche

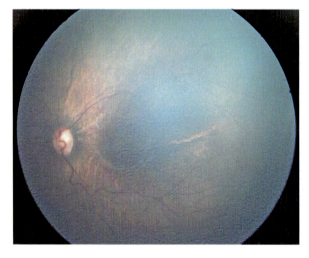

Abb. 27.67 LA: 1-Jahres-Nachuntersuchung. Beachten Sie die vaskularisierte Netzhaut in der temporalen Peripherie

Drei-Jahres-Nachuntersuchung:

Bilaterale schwere Myopie. Periphere Ischämie, aber keine Leckage und keine Proliferation. Keine Indikation für Laserbehandlung. (Abb. 27.69 und 27.70)

- RA: −8,5/ −3,0 Zyl i etwa 150°.
- LA: −12/ −3,0 Zyl i etwa 45°.

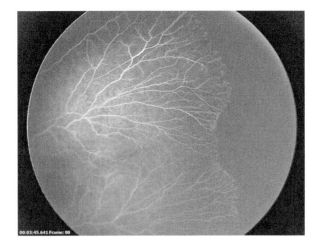

Abb. 27.68 LA: 1-Jahres-Nachuntersuchung. Ein großes nicht vaskularisiertes Gebiet ist vorhanden

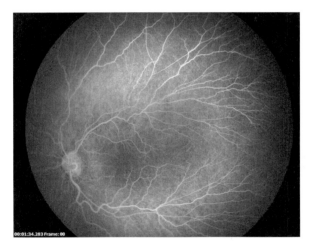

Abb. 27.69 LA: 3-Jahres-Nachuntersuchung. Myopie von −10,0D

Fazit:

Eine bilaterale Lucentis Injektion behandelte erfolgreich eine ROP 3 plus Erkrankung in Zone I. Nach 3 Jahren zeigt eine Angiographie, dass das Auge noch nicht vollständig vaskularisiert ist. Es gibt noch keinen Konsens darüber, ob diese Augen mit Laser behandelt werden sollten oder nicht.

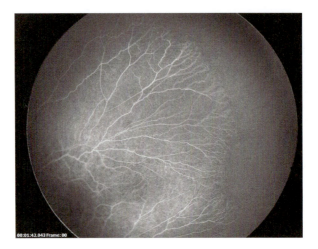

Abb. 27.70 LA: 3-Jahres-Nachuntersuchung. Der nicht vaskularisierte Bereich ist fast unverändert

27.13 Fallbericht Nr. 13: Siebenjährige Nachuntersuchung nach ROP in Zone I und Behandlung mit 1× Avastin (Abb. 27.71, 27.72 und 27.73)

<u>Allgemeine Anamnese</u>: Zusammenfassend handelt es sich um ein frühgeborenes Drilling, geboren nach 23 + 1 Wochen mit einem Gewicht von 495 g. Operiert

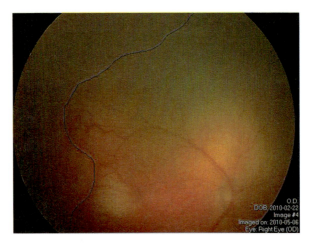

Abb. 27.71 RA: Vor der Behandlung. ROP 3 in Zone I. Beachten Sie, dass der temporale Wall in Zone I liegt

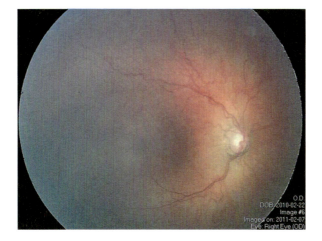

Abb. 27.72 RA: 1 Jahr nach der Behandlung. Die Netzhaut ist vollständig vaskularisiert

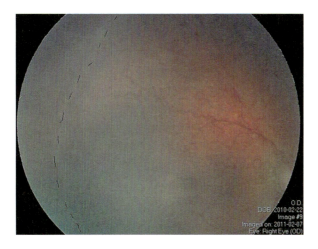

Abb. 27.73 RA: 1 Jahr nach der Behandlung. Ein leichter Wall ist noch vorhanden

mit akuter Laparotomie aufgrund von NEC. Er entwickelte mehrmals eine Sepsis sowie Leberaffektionen aufgrund einer CMV-Infektion.

Augenanamnese: (Abb. 27.71)

05/2010: Diagnose von ROP 3+ in Zone I: Injektion von Avastin 0,65 mg beid-seitig

1-Jahres-Nachuntersuchung: Untersuchung mit Retcam in Narkose (Abb. 27.72 und 27.73)

Sehschärfe

- RA: +3,5/ −1,0150 Grad = 0,13
- LA: +3,5/−1,0 60 Grad = 0,2

<u>7-Jahres-Nachuntersuchung:</u>

- RA: +5,25/−1,25/152 = 0,3
- LA: +6,25/−1,75/41 = 0,3
- Binokular: 0,4
- Esotropie und Nystagmus im linken Auge.

<u>Fazit:</u>
Eine einzelne Behandlung einer fortgeschrittenen Retinopathie mit Avastin bei einem kranken Neugeborenen führte zu einem zufriedenstellenden Ergebnis. Die 2-Jahres-Nachuntersuchung zeigt, dass das Kind sehbehindert ist. Siehe auch Kapitel „Visuelles Ergebnis von sehr frühgeborenen Neugeborenen im Alter von 6,5 Jahren".

27.14   Fallbericht Nr. 14: Siebenjährige Nachuntersuchung nach ROP in Zone I und Behandlung mit 1× Avastin

<u>Allgemeine Anamnese</u>: Ein männlicher Drilling, schwanger Frühgeburt geboren in der 23. + 3 Schwangerschaftswoche mit einem Geburtsgewicht von 585 g. Laparotomie wegen NEC. Zusätzlich Hypothyreose und pulmonale Hypertonie ROP Grad III.

<u>Augenanamnese:</u>
05/2010: Diagnose ROP 3+ in Zone I: Beide Augen: Injektion von 0,5 mg Avastin intravitreal

<u>Nachuntersuchung 3 Jahre:</u>
Das Kind ist etwas über 3 Jahre alt. Geht in den Kindergarten und funktioniert laut Mutter gut. Der Sehstatus ist normal, auch wenn eine Stereofunktion nicht mit Sicherheit festgestellt werden konnte. Die Netzhaut sah normal aus, aber einige gewundene Gefäße und einige dünne Gefäße mit eher divergierendem Verlauf in der Peripherie sind vorhanden. Keine Proliferation oder Blutung kann festgestellt werden.

<u>Visus:</u>

- RA: 0,63 LH 3 Meter.
- LA: 0,63 LH 3 Meter.

<u>Nachuntersuchung 7 Jahre:</u>

- RA: +2,75sph = 0,8
- LA: +2,75sph = 0,9

- Er trägt eine Brille

Keine Bilder verfügbar. Die Fundusbilder ähneln denen seines Bruders (Fall 12).

Fazit:

Der Vergleich der Zwillinge von Fall 12 und Fall 13 zeigt, wie unterschiedlich das Visus ergebnis sein kann. Dieses Kind hat im Vergleich zu seinem Bruder einen ausgezeichneten Visus.

27.15   Fallbericht Nr. 15: Zwei-Jahres-Nachuntersuchung nach ROP in Zone I und Behandlung mit 1× Lucentis (Abb. 27.74 und 27.75)

Dieses Neugeborene wurde mit 1× Lucentis (50 % der Erwachsenendosis) zur Behandlung der aggressiven posterioren ROP in Zone I behandelt. Es wurde keine Laserkoagulation durchgeführt. Eine Nachuntersuchung nach 2 Jahren zeigt eine Refraktion von +0,5D (RA) und −7,0D (LA). Die Netzhaut des linken Auges sieht normal aus (Abb. 27.74) und die Retcam-Angiographie zeigt eine persistierende nicht vaskularisierte Netzhaut in Zone III (Abb. 27.75).

Fazit: Es besteht kein Konsens darüber, ob Augen mit unvollständiger Vaskularisation einer Laserbehandlung unterzogen werden sollten oder nicht (Abb. 27.75).

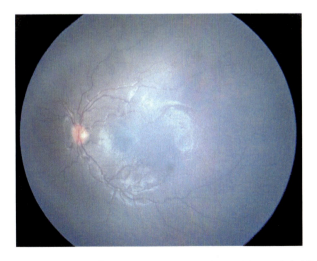

Abb. 27.74 Normales Fundus Bild 2 Jahre nach der Behandlung mit Lucentis bei ROP in Zone I

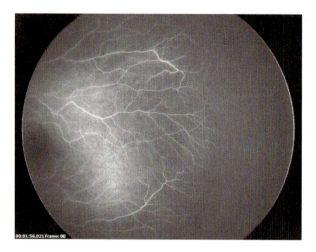

Abb. 27.75 Angiographie zeigt eine nicht vaskularisierte Netzhaut in der temporalen Peripherie, die der Zone III entspricht. Es sind keine Leckagen und keine Proliferationen vorhanden

27.16   Fallbericht Nr. 16: Retinale Blutungen 8 Jahre nach chirurgischer Behandlung der ROP (Abb. 27.76, 27.77, 27.78, 27.79 und 27.80)

<u>Allgemeine Anamnese</u>: Ein frühgeborener Junge in der 24. Woche. Nekrotisierende Enterokolitis und Darmperforation im Neugeborenenalter. Erhielt ein Stoma.

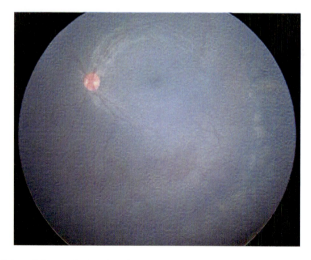

Abb. 27.76 Sieben Jahre nach 2× Avastin und 1× Laser-Photokoagulation. Beachten Sie die präretinale Blutung am unteren Pol

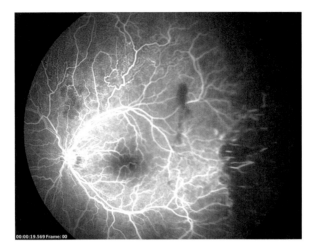

Abb. 27.77 Angiographie zeigt pathologische Netzhautgefäße am oberen Pol und eine Blutung superotemporal zur Makula

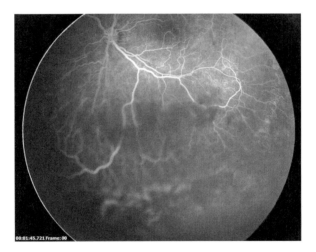

Abb. 27.78 Angiographie zeigt keine Proliferationen am unteren Pol. Die hypofluoreszente Struktur am unteren Pol ist Blut

Augenanamnese:

- 7. Januar: Diagnose als **posterior aggressive ROP** mit ROP 3+ in Zone I.
- 7. Januar: Beidseitige **Avastin** 0,6 mg Injektion
- 1. Februar: Beidseitige **Avastin** 0,6 mg Injektion
- 25. März: **Rezidiv in Zone II**
- 25. März: **Laser-Photokoagulation** der Netzhaut

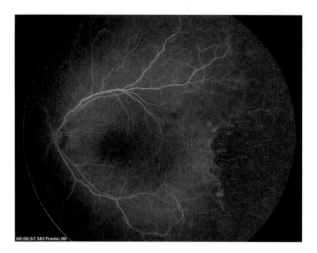

Abb. 27.79 LE: Drei Monate später. Beachten Sie die Gefäßfehlbildungen

Nachuntersuchung nach sieben Jahren: Überweisung aufgrund einer epiretinalen Blutung im linken Auge. ERG wird durchgeführt und es gibt Antworten von beiden Zapfen und Stäbchen, obwohl die Antwort der Zapfen etwas niedrig ist.

Augenuntersuchung:

Retinoskopie und Sehschärfe:

- RA: + 2,5 / −2,0 / 5 = 0,4;
- LA: + 3,5 / −1,5 / 5 = 0,3

In Bezug auf den retinalen Status können pathologische Gefäße in der FA gesehen werden, aber keine Proliferationen sind vorhanden (Abb. 27.76, 27.77 und 27.78). Im linken Auge wird eine präretinale Blutung festgestellt, aber Proliferationen sind nicht sichtbar. Daher besteht derzeit keine Behandlungsindikation. Eine Nachuntersuchung 3 Monate später zeigte eine vollständige Resorption der Blutung (Abb. 27.79 und 27.80).

Fazit: Dieser Neugeborene wurde mit zwei Avastin-Injektionen und schließlich mit Laserkoagulation behandelt. Bemerkung: Es ist sehr ungewöhnlich, dass ein Neugeborenes drei Avastin-Injektionen benötigt [5]. Sieben Jahre nach der Behandlung mit Avastin und verzögerter Fotolaserkoagulation für ROP-Zone I liegt eine pathologische Angiographie vor. Pathologische Gefäße in Netzhaut und Choroidea wurden von [6] beschrieben. Fortgesetzte Nachuntersuchungen werden am Wohnort vorgeschlagen.

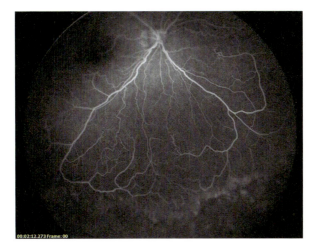

Abb. 27.80 RA: Drei Monate später. GefäßFehlbildung in der nasalen Peripherie

27.17   Fallbericht Nr. 17: Verzögerte Behandlung von ROP Plus-Erkrankung (Abb. 27.81 und 27.82)

<u>Allgemeine Vorgeschichte:</u>
Geboren 24 Wochen GA mit einem Gewicht von 695 g

<u>Augenanamnese:</u>
In Woche 38 wurde ROP 3 plus festgestellt und keine Behandlung eingeleitet (Abb. 27.81). In Woche 43 wurde eine ROP 3 mit viel proliferativer Aktivität am temporalen Wall festgestellt (Abb. 27.82).

Abb. 27.81 Eine ROP mit Plus-Erkrankung, die fälschlicherweise als Preplus interpretiert wurde

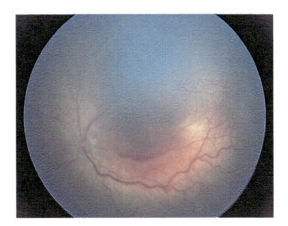

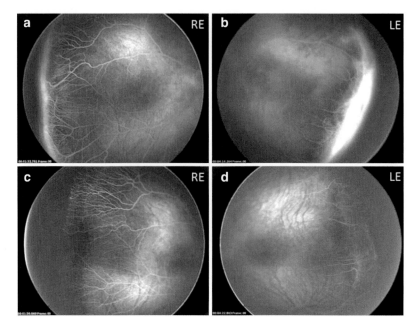

Abb. 27.82 Die Angiographie-Bilder (**a**, **b**) wurden 4 Wochen nach dem Bild in Abb. 27.1 aufgenommen. Beide Augen wurden mit intravitrealen Lucentis behandelt. Beachten Sie die starke Leckage am temporalen Grat. Die Angiographie-Bilder (**c**, **d**) wurden 11 Wochen nach der Lucentis-Injektion aufgenommen. Beachten Sie die fehlende Leckage

Operation:

- Woche 43: Bilaterale Lucentis-Injektion

Nachsorge:

- Woche 54: Deutliche Reduktion der Leckage.

Literatur

1. Nishina S, Suzuki Y, Yokoi T, Kobayashi Y, Noda E, Azuma N. Clinical features of congenital retinal folds. Am J Ophthalmol. 2012;153(1):81–7.
2. John VJ, McClintic JI, Hess DJ, Berrocal AM. Retinopathy of prematurity versus familial exudative Vitreoretinopathy: report on clinical and angiographic findings. Ophthalmic Surg Lasers Imaging Retina. 2016;47(1):14–9.
3. Chen CJ, Han IC, Goldberg MF. Variable expression of retinopathy in a pedigree of patients with Incontinentia Pigmenti. Retina. 2015;35(12):2627–32.
4. Swinney CC, Han DP, Karth PA. Incontinentia Pigmenti: A Comprehensive review and update. Ophthalmic Surg Lasers Imaging Retina. 2015;46(6):650–7.

5. Lytvynchuk LM, Glittenberg CG, Ansari-Shahrezaei S, Binder S. Intraoperative optical coherence tomography assisted analysis of pars Plana vitrectomy for retinal detachment in morning glory syndrome: a case report. BMC Ophthalmol. 2017;17:134.
6. Miranda HA 2nd, Costa MC, Frazão MAM, Simão N, Franchischini S, Moshfeghi DM. Expanded Spectrum of congenital ocular findings in microcephaly with presumed Zika infection. Ophthalmology 2016;123(8):1788–1794.
7. Jing Feng, Jing Qian, Yanrong Jiang, Mingwei Zhao, Jianhong Liang, Hong Yin, Yi Chen, Wenzhen Yu and Xiaoxin Li. Efficacy of primary Intravitreal Ranibizumab for retinopathy of prematurity in China Ophthalmology, 2017–124, 3, 408–409.
8. Lepore D, Quinn GE, Molle F, Orazi L, Baldascino A, Ji MH, Sammartino M, Sbaraglia F, Ricci D, Mercuri E. Follow-up to age 4 years of treatment of type 1 retinopathy of prematurity Intravitreal Bevacizumab injection versus laser: fluorescein angiographic findings. Ophthalmology. 2018;125(2):218–26.

Kapitel 28
Behandlungsversagen
bei ROP-Erkrankungen

28.1 Fallbericht Nr. 18: 2× Rezidiv nach Laserbehandlung für Zone I (Aggressive Posterior ROP) (Abb. 28.1 und 28.2)

Dies war der erste ROP Fall, bei dem wir eine intravitreale Anti-VEGF (Avastin) Behandlung durchführten. Das Neugeborene hatte ROP 3 plus in Zone I, wir führten zweimal eine Laserbehandlung durch, aber jedes Mal trat ein Rezidiv auf. Beim zweiten Rezidiv entschieden wir uns eine Rettungsbehandlung mit intravitrealem Bevacizumab durchzuführen.

Vor diesem Fall war unsere primäre Behandlung für ROP Zone I die Laser-koagulation. Nach diesem schwierigen Fall änderten wir unser Behandlungs-regime zu Anti-VEGF als primäre Behandlung für Zone I.

<u>Allgemeine Vorgeschichte</u>

Ein Neugeborenes in der 24. Woche mit einem Geburtsgewicht von 716 g. Schwierige nekrotisierende Enterokolitis und Kurzdarmsyndrom nach Darm-resektionen traten auf.

<u>Augenanamnese:</u>

- Woche 32: Diagnose als ROP in Zone I (Aggressive Posterior ROP)
- Woche 32: Laserbehandlung mit 3118 Effekten (RE) und 2472 Effekten (LE).
- Woche 34: Ein Rezidiv trat auf. Es waren keine Skip-Läsionen vorhanden, aber neues ischämisches Gewebe war am Wall sichtbar. Eine komplettierende Laser-behandlung mit 788 Effekten (RE) und 415 Effekten (LE) wurde durchgeführt.
- Woche 36: Ein Rezidiv trat auf. Iris-Rubeosis und Plus-Krankheit entwickelten sich, obwohl die gesamte ischämische Netzhaut behandelt wurde.
- Woche 36: Intravitreales Avastin wurde als Rettungstherapie durchgeführt
- Woche 36: 1 Tag postoperativ: Deutliche Besserung der Plus-Krankheit

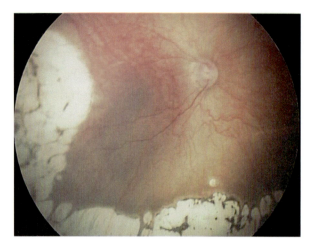

Abb. 28.1 Endgültiges postoperatives Bild. Umfangreiche Laserkoagulation

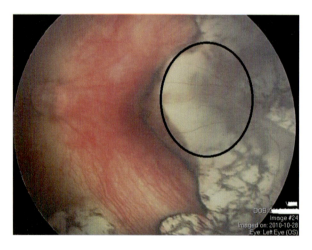

Abb. 28.2 Endgültiges postoperatives Bild. Beachten Sie die sehr zentrale Laserkoagulation, die fast die Makula erfasst, und die fokale Ablösung (Stadium 4A) auf dem Wall (Kreis)

- Woche 40: Beidseitig ruhige Augen (Abb. 28.1 und 28.2). Das rechte Auge hat eine angeheftete Netzhaut. Das linke Auge hat eine fokale Ablösung am Wall, die ein Ziehen an der Makula verursacht.

8-Jahres-Nachuntersuchung:

- Rechtes Auge: −5,25/− 2,5 Zylinder 40°.
- Linkes Auge: −4,25/−2 Zylinder 150°.
- Die Sehschärfe beider Augen betrug 0,25 mit eigener Brille. Es ist wahrscheinlich, dass das linke Auge aufgrund der Makulaheterotopie eine Sehschärfe unter 0,1 hat.

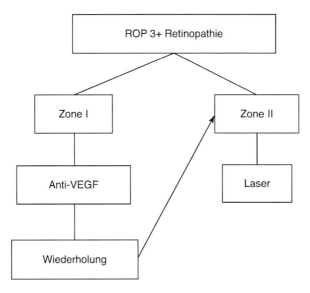

Abb. 28.3 Unser Behandlungsalgorithmus für ROP-Plus-Krankheit

Fazit:

Trotz einer vollständigen Laser Koagulation kann eine Plus-Krankheit in Zone I erneut auftreten. Dieses Phänomen tritt nicht in Zone II auf. Die Netzhaut verträgt keine zu zentrale Laserkoagulation. Daher haben wir unseren Behandlungsalgorithmus geändert. Für Zone I ist eine Anti-VEGF-Behandlung die primäre Behandlung (Abb. 28.3).

28.2   Fallbericht Nr. 19: Vitrektomie bei Stadium 4A Netzhautablösung (Abb. 28.4, 28.5, 28.6, 28.7, 28.8 und 28.9)

Allgemeine Anamnese:

Ein frühgeborenes Mädchen geboren in der Woche GA 25 + 2 und einem Geburtsgewicht von 743 g. Akute Sectio aufgrund einer B-Streptokokken-besiedelten Plazenta. Nach 2 Tagen trat eine Lungenblutung auf, die einen 3-wöchigen Aufenthalt in einem Respirator erforderlich machte. Angeborene Alfa-Streptokokken- und Staphylococcus-aureus-Sepsis während dieser 3 Wochen.

 Augenanamnese:

- Woche 34: Laser-Photokoagulation (2677 Effekte (RE) und 2499 (LE)) für ROP 3+ in der posterrioren Zone II in einem anderen Krankenhaus
- Woche 36: Bilaterale Lucentis-Injektion aufgrund einer Verschlechterung auf Stadium 4A
- Woche 37: Bilaterale Cerclage aufgrund anhaltender Aktivität
- Woche 41: Anhaltende Aktivität; Überweisung in unser Krankenhaus

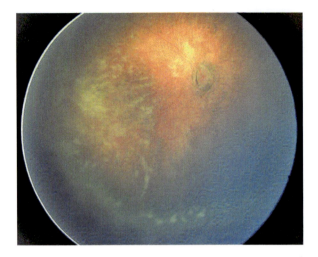

Abb. 28.4 Rechtes Auge: Farbe Bild: Zunehmende Exsudate vom hinteren Pol zur Peripherie

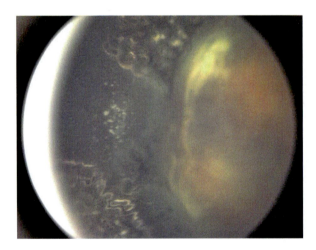

Abb. 28.5 Rechtes Auge: Farbbild: Große Skip-Läsion am temporalen Wall von 8 bis 10 Uhr und viele Exsudate am Wall

- Woche 41: Untersuchung mit Retcam und Retcam-Angiographie:
- Rechtes Auge: Abgelöste temporale Netzhaut mit subretinalen Exsudaten. Große Skip-Läsion in der temporalen Peripherie. 360-Grad-Cerclage (Abb. 28.4, 28.5 und 28.6).
- Linkes Auge: Abgelöste temporale Netzhaut mit vielen subretinalen Exsudaten. Temporale Proliferationen. 360-Grad-Cerclage (Abb. 28.7, 28.8 und 28.9).
- *Angiographie*: Spätphase
- Rechtes Auge: Hypofluoreszenz am temporalen Pol, große Skip-Läsion am temporalen Grat von 8 bis 10 Uhr (Abb. 28.6).

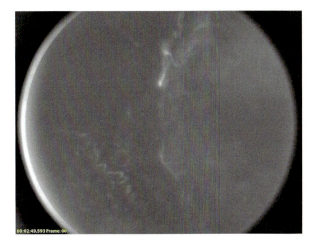

Abb. 28.6 Rechtes Auge. Angiographie: Große Laserluecke (skip lesion) an der temporalen Netzhaut von 8 bis 10 Uhr

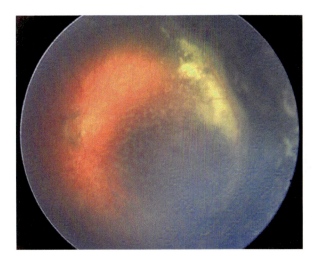

Abb. 28.7 Linkes Auge. Farbbild: Viele Exsudate und nicht laserbehandelte ischämische Netzhaut an der temporalen Netzhaut

- Linkes Auge: 360-Grad-Proliferationen, insbesondere temporal, superior und um 6 Uhr (Abb. 28.8 und 28.9).

Operation: Am selben Tag:

- Rechtes Auge: 27G linsenschonende Vitrektomie + Endolaser + Lucentis (siehe Video)
- Linkes Auge: 27G linsenschonende Vitrektomie + Endolaser + Lucentis (siehe Video)

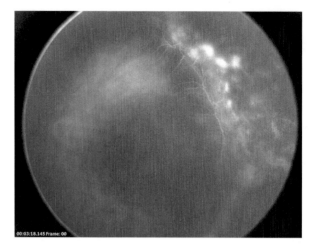

Abb. 28.8 Linkes Auge. Angiographie: Nicht vollständig laserbehandelte Netzhaut mit Leckage und pathologischen Gefäßen

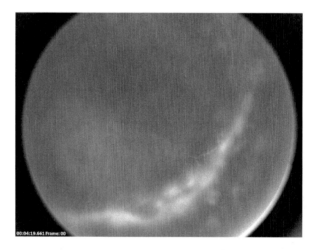

Abb. 28.9 Linkes Auge. Angiographie:Leckage und Proliferationen am Wall

- 11 Monate Nachuntersuchung: Fixiert sehr schlecht, beide Augen mit starker Esotropie, beidseitig -11 Dioptrien
- 12 Monate nach Geburt: Entfernung der Cerklage.
- 16 Monate Nachuntersuchung: Enorme Verbesserung der visuellen Sehschärfe nach Entfernung der Cerklage. Fixiert Gesichter und Spielzeug mit dem linken Auge. Esotropie rechtes Auge. Rechtes Auge: -8 Dioptrien; Linkes Auge: -11 Dioptrien. Untersuchung der Netzhaut: Myopischer Fundus, anliegende Netzhaut, keine Exsudate, keine Blutungen, Lasereffect in der Peripherie

Fazit:
(1) Die Ursache für das Fortschreiten der ROP Krankheit war eine unvollständige Behandlung mit Laserkoagulation (Abb. 28.5 und 28.6). (2) Die Cerklage

verursachte eine schwere Myopie (-12 Dioptrien). Die Myopie verringerte sich nach Entfernung des umschließenden Bandes von -12D auf -9D im rechten Auge und von -11D auf -10D im linken Auge.

28.3   Fallbericht Nr. 20: Beidseitige Stadium 4A und Stadium 4B Ablösung und Netzhaut-Redetachment (Abb. 28.10, 28.11, 28.12, 28.13, 28.14, 28.15, 28.16, 28.17, 28.18 und 28.19)

<u>Allgemeine Anamnese:</u>Geboren in der 22. Woche mit einem Gewicht von 525 g.
  <u>Augenanamnese:</u>

- 03/2010: ROP 3+ in Zone I; behandelt mit intravitreal **Lucentis**
- 05/2010: Wiederauftreten von ROP, behandelt mit Laser-Photokoagulation
- 08/2010: Nystagmus
- 09/2010: Netzhautablösung Stadium 4B linkes Auge und Stadium 4A rechtes Auge: Beidseitige **linsenschonende Vitrektomie + Lucentis** (Abb. 28.10, 28.11, 28.12, 28.13, 28.14 und 28.15)
- **2 Wochen nach der Vitrektomie**: Reamotio im rechten Auge; linkes Auge stabil: Zweite **Vitrektomie rechtes Auge + Lucentis** (Abb. 28.15, 28.16, 28.17, 28.18 und 28.19)

<u>Endgültige Nachuntersuchung im 12/2010</u>:
  Anliegende Netzhaut rechtes Auge und stabiler Zustand linkes Auge.

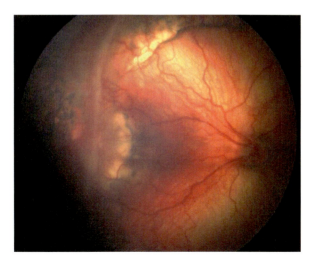

Abb. 28.10 Rechtes Auge: Farbfotografie. Vor der ersten Vitrektomie. Netzhautablösung Stadium 4A

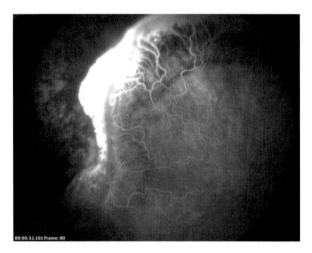

Abb. 28.11 RA: Angiographie. Vor der ersten Vitrektomie. Fibrovaskuläre Proliferationen entlang des Walls

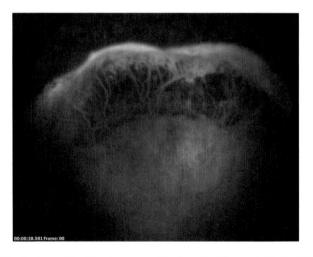

Abb. 28.12 RA: Angiographie. Vor der ersten Vitrektomie. FibrovaskuläreProliferationen entlang des Walls

28.4   Fallbericht Nr. 21: Vitrektomie bei ROP-Stadium 4b mit flacher Ablösung und Exsudaten (Abb. 28.20, 28.21, 28.22, 28.23 und 28.24)

Ein Frühgeborenes Neugeborenes in der 23. Woche mit einem Geburtsgewicht von 665 Gramm. Entwickelte in der 35. Woche ROP 3+ und erhielt daraufhin eine Laserbehandlung mit 1992 Effekten im rechten Auge und 1930 Effekten im linken Auge. Beide Augen schritten fort und wurden 3 Wochen später

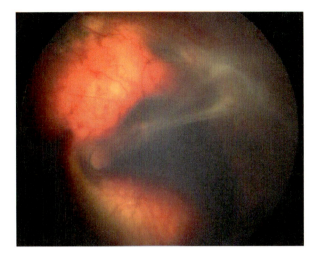

Abb. 28.13 LA: Farbfotografie. Vor der ersten Vitrektomie. Stadium 4B mit submakulärerBlutung

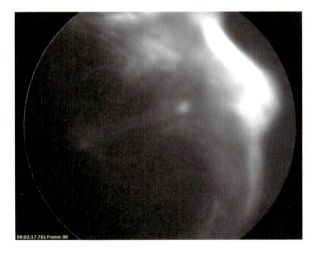

Abb. 28.14 LA: Angiographie: Vor der ersten Vitrektomie. Umfangreiche Leckage in der Peripherie

erneut mit einer Laserbehandlung von 300 Effekten in beiden Augen behandelt. Das rechte Auge schritt fort und 3 Wochen später wurde das Neugeborene an unser Krankenhaus überwiesen. Wir vereinbarten sofort eine Untersuchung in Allgemeinanästhesie und diagnostizierten eine Stadium 4A Ablösung am RE. Subretinale Exsudate waren um den Sehnervenkopf und entlang der Arkade vorhanden (Abb. 28.20, 28.21 und 28.22). Skip-Läsionen wurden gefunden (Abb. 28.21) und eine fibrovaskuläre Membran hatte sich entwickelt (Abb. 28.22). Das linke Auge war normal (Abb. 28.23). Eine linsenschonende

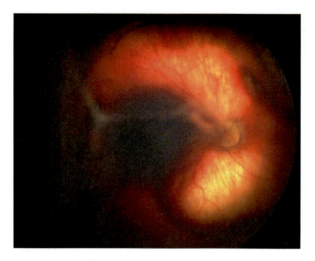

Abb. 28.15 RA: Farbfotografie. Drei Wochen nach der ersten Vitrektomie. Reamotio mit submakulärer Blutung

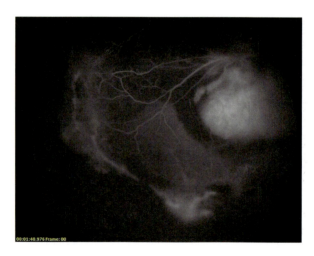

Abb. 28.16 RA: Angiographie: Drei Wochen nach der ersten Vitrektomie. Reamotio mit submakulärer Blutung

Vitrektomie mit Lucentis-Injektion wurde durchgeführt. Die Nachuntersuchung nach 1 Woche zeigte eine angewachsene Netzhaut und eine deutliche Reduktion der Exsudate (Abb. 28.24).

Fazit: Die Ursache für die Progression der ROP-Krankheit war eine unzureichende Laserkoagulation. In diesem Fall können Sie versuchen, das Auge zunächst mit Anti-VEGF und abschließender Laserbehandlung zu behandeln und später bei Bedarf eine Vitrektomie durchzuführen. Wir haben uns für eine Vitrektomie entschieden, weil die Makula abgelöst war.

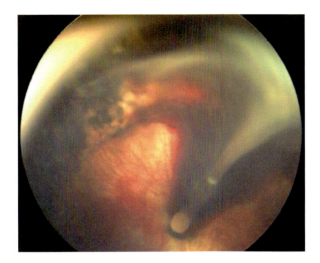

Abb. 28.17 LA: Farbe Fotografie. Drei Wochen nach der ersten Vitrektomie. Deutliche Verbesserung

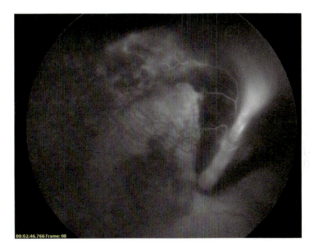

Abb. 28.18 und 28.19 LA: Angiographie. Drei Wochen nach der ersten Vitrektomie. Viel Leckage aus der Falte in der Peripherie

28.5 Fallbericht Nr. 22: Laserkoagulation und Lucentis für Stadium 4A Ablösung nach unzureichender Laserbehandlung (Abb. 28.25, 28.26, 28.27, 28.28 und 28.29)

Dieser Säugling wurde geboren in Gestationswoche 24, das Geburtsgewicht betrug 600 Gramm. Dieser Säugling wurde anderswo mit Laserkoagulation für ROP 3+ behandelt. Die Krankheit hielt an und es entwickelte sich eine fokale Ablösung

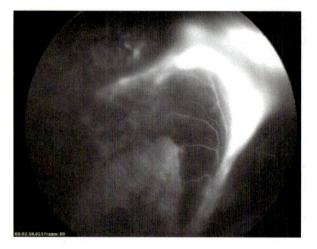

Abb. 28.18 und 28.19 (Fortsetzung)

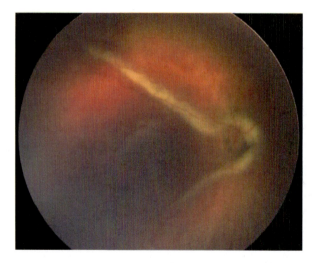

Abb. 28.20 RA: Ein Stadium 4B Ablösung mit Exsudaten um den Sehnervenkopf und entlang der temporalen Arkade. Die Makula ist flach abgelöst. Der Grund für diese Ablösung ist eine unzureichende Laserkoagulation

temporal zur Makula und eine präretinale Blutung. Sechs Wochen nach der Erstbehandlung wurde der Neugeborene an uns überwiesen. Wir untersuchten das Neugeborene. Der Säugling ist jetzt 4 Monate alt und wiegt 4360 Gramm. Die Fundusuntersuchung zeigte eine Überbehandlung sowie eine unvollständige Laserkoagulation in beiden Augen (Abb. 28.25, 28.26 und 28.27). Das rechte Auge hatte eine fokale Ablösung um 3 und 9 Uhr mit Plus-Krankheit und das linke Auge

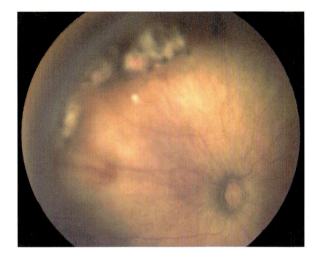

Abb. 28.21 Rechtes Auge: Beachten Sie die unbehandelte ischämische Netzhaut in der Peripherie. Beide Augen wurden erneut mit Laser behandelt. Das linke Auge regredierte, aber das rechte Auge schritt fort

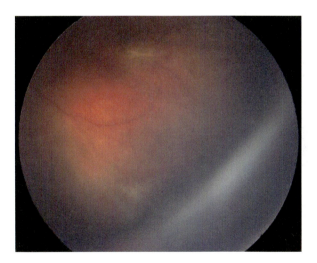

Abb. 28.22 LA: Eine fibrovaskuläreMembran entwickelte sich am Wall, erreichte jedoch nicht die Linse

hatte eine fokale Ablösung um 11 und 3 Uhr und keine Plus-Krankheit. Der Säugling wurde mit abschließender Laserkoagulation (RE: 1157 Effekte, LE: 1364 Effekte) und einer Injektion von Lucentis im RE behandelt. Das LE erhielt keine Lucentis-Injektion, da keine Plus-Krankheit vorhanden war.

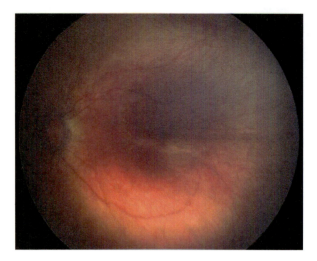

Abb. 28.23 LA: Das linke Auge regredierte nach der zweiten Laser Koagulation

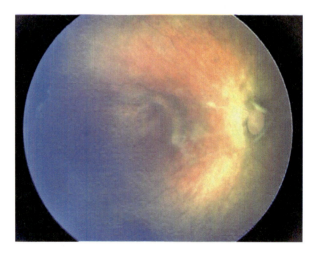

Abb. 28.24 RA: Nachuntersuchung 7 Tage nach Vitrektomie. Die Exsudate sind deutlich reduziert, und der Säugling konnte viel besser fixieren

Einen Monat später trat eine zentrale präretinale Blutung am linken Auge auf (Abb. 28.28). Dieses Auge wurde zuvor nicht mit Lucentis behandelt. Es wurde keine Behandlung eingeleitet, da die Blutung zentral und nicht am Rand lag, keine fokale Ablösung beobachtet wurde und weil die Laserkoagulation abgeschlossen war. Bei der Nachuntersuchung nach drei Monaten war die Blutung verschwunden und die Netzhaut vollständig angehaftet (Abb. 28.29).

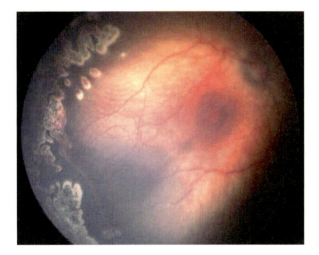

Abb. 28.25 Rechtes Auge: ROP 3 mit Plus Krankheit. Beachten Sie die Unterbehandlung am temporalen Wall

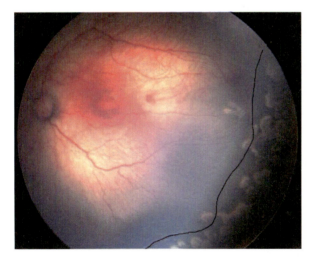

Abb. 28.26 Linkes Auge: ROP 3 ohne Plus. Die Lasereffekte sind hinter dem Wall sichtbar (Überbehandlung) und Skip-Läsionen sind vor dem Wall erkennbar (Unterbehandlung)

Fazit: Die Ursache für die Progression der ROP-Krankheit war eine unzureichende Behandlung mit Laserkoagulation. Wenn eine unzureichende Behandlung vorliegt, empfehlen wir zunächst eine abschließende Laser-koagulation und eine Lucentis Injektion. Wenn die Plus-Krankheit nach zirka 2 Wochen nicht verschwindet, empfehlen wir eine linsenschonende Vitrektomie.

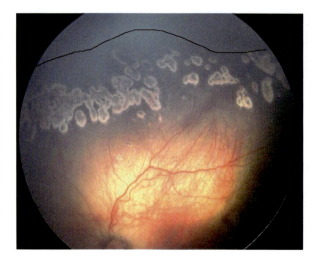

Abb. 28.27 LA Die ischämische Netzhaut ist nicht vollständig behandelt (unterbehandelt), aber die physiologische Netzhaut ist überbehandelt. Überbehandlung sollte vermieden werden, weil physiologische Netzhaut zerstört wird, aber es hat keinen negativen Einfluss auf die ROP Aktivität. Unterbehandlung hingegen ist gefährlich und muss in jedem Fall vermieden werden, weil die ROP-Aktivität nicht beseitigt wird

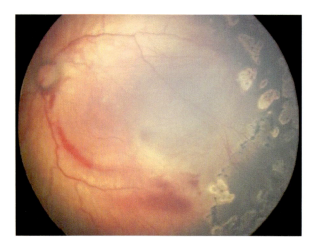

Abb. 28.28 LA: Einmonatige Nachuntersuchung: Eine präretinale Blutung trat auf. Es wurde keine Behandlung eingeleitet

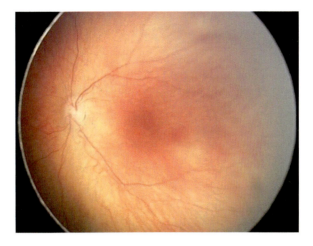

Abb. 28.29 LA: Drei Monate Nachuntersuchung: Die präretinale Blutung ist verschwunden.

28.6   Fallbericht Nr. 23: Verzögerte Behandlung bei einem 22-Wochen-Neugeborenen (Abb. 28.30, 28.31, 28.32, 28.33 und 28.34)

Ein 22 + 6-Wochen Neugeborenes wurde in der 39. Woche mit ROP 3+ im rechten Auge diagnostiziert (Abb. 28.30 und 28.31). Das linke Auge zeigte ROP-Stadium 2. Das Neugeborene wurde an ein Behandlungszentrum überwiesen, aber dort wurde es als ROP-Stadium 2 diagnostiziert. Es wurde keine Behandlung eingeleitet. Zwei Monate später wurde ein makuläres Ziehen mit fokaler Ablösung am temporalen Rand beobachtet (Abb. 28.33). Eine intravitreale Behandlung mit Avastin wurde durchgeführt. Eine Nachuntersuchung nach zwei Monaten zeigte einen unveränderten Fundus (Abb.28.34).

28.7   Fallbericht Nr. 24: Intravitreales Lucentis für ROP Stadium 4A nach Kryo- und Laserbehandlung (Abb. 28.35, 28.36, 28.37 und 28.38)

Allgemeine Vorgeschichte: Ein vorzeitig geborener Junge in der 24. Woche mit einem Gewicht von 470 g und sehr langsamer Gewichtszunahme.
Augenanamnese:

- Woche 32: Diagnose von ROP 3+ in Zone I.
  Woche 32: Laserbehandlung

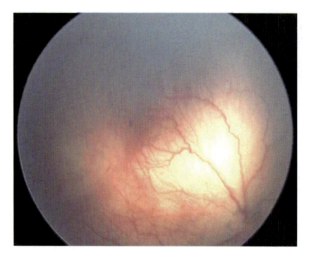

Abb. 28.30 RA: Woche 39: Eine flache Amotio am temporalen Pol ist sichtbar. Es besteht ein ROP 3 + in der posterioren Zone II

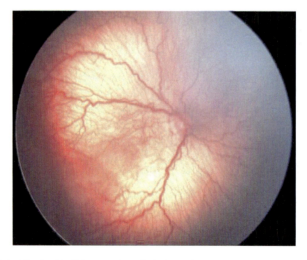

Abb. 28.31 RA: Woche 39: Die zentralen Gefäße sind gewunden und dick. Eine ROP-Plus-Krankheit ist vorhanden

- Bei der Nachuntersuchung wurde eine Persistenz der ROP-Erkrankung und eine Entwicklung einer Irisrubeosis festgestellt. Eine Unterversorgung mit Laser wurde festgestellt. Daher wurde eine erneute Behandlung empfohlen.
- Woche 37: Kryopexie-Behandlung
- Während der Nachuntersuchung ging die Irisrubeosis zurück, aber die Morphologie der retinalen Gefäße verbesserte sich nicht. Im linken Auge entwickelte

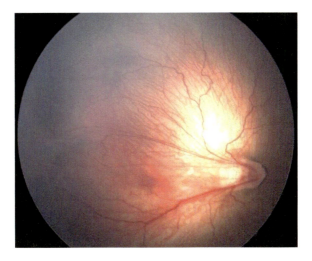

Abb. 28.32 RA: Zwei Monate später. Eine Makulaverziehung wird gefunden

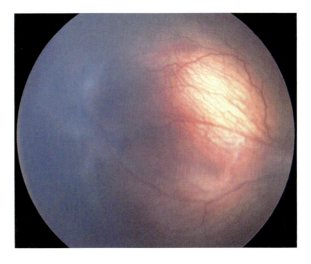

Abb. 28.33 RA: Zwei Monate später. Stadium 4A: Die zentralen Gefässe sind gestreckt. Eine flache Netzhautablösung temporal der Bakula ist sichtbar. Avastin wurde intravitreal injiziert

sich ein Wall mit Proliferationen und Blutungen, und im linken Auge wurde eine dünne Netzhautblutung gefunden.
- Woche 39: Der Patient wurde an unser Krankenhaus überwiesen.
- Wir vereinbarten sofort eine Untersuchung in Allgemeinanästhesie. Die Untersuchung mit indirekter Ophthalmoskopie und Retcam ergab:
- Das *rechte Auge* hatte keine Irisrubeose. Am hinteren Pol wurden gewundene und dicke Gefäße gefunden, und eine temporale Blutung am Wulst war vorhanden. Die Netzhaut war anliegend (Abb. 28.35). Das *linke Auge* hatte eine

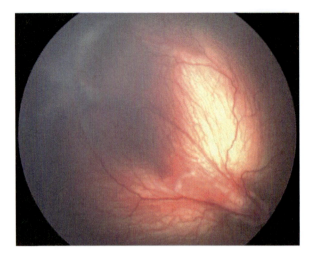

Abb. 28.34 RA: Zwei Monate später nach Avastin Injektion. Die Makulaverziehung bleibt bestehen. Eine fokale Ablösung kann nicht erkannt werden. Keine weitere Behandlung wird empfohlen. Beachten Sie den Papille

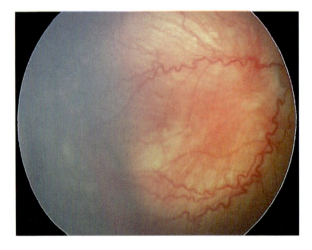

Abb. 28.35 RA: Zentral geschlängelte und dicke Gefäße, temporale Blutung am Wall. Die Netzhaut ist anliegend. Der nasale Pol ist ruhig.

Irisrubeose. Die zentralen Gefäße waren gewunden und dick. Temporal wurde eine pigmentierte und abgelöste Netzhaut von 2 bis 5 Uhr gesehen und ein Nest von retinalen Proliferationen auf der abgelösten Netzhaut. Die Makula war anliegend, und der nasale Pol war ruhig (Abb. 28.36).

- Das *rechte Auge* wurde als ROP 3+ diagnostiziert. Das *linke Auge* wurde als ROP 4A diagnostiziert.

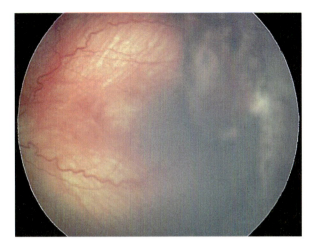

Abb. 28.36 LA: Rubeotische Iris, zentral geschlängelte und dicke Gefäße, temporal abgelöste Netzhaut von 2 bis 5 Uhr mit preretinalen Blutungen auf der abgelösten Netzhaut. Die Makula ist anliegend.

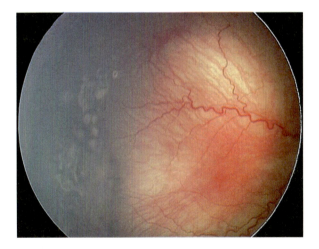

Abb. 28.37 RA: 1 Monat später: Resorbierte Blutung und deutlich weniger Trübungen im Medium. Die zentralen Gefäße sind immer noch geschlängelt, aber weniger dick

- Es wurde eine bilaterale intravitreale Bevacizumab-Injektion durchgeführt.
- Woche 44: Die 1-Monats-Nachuntersuchung zeigte eine Resorption der Blutungen. Die Netzhaut war im linken Auge anliegend (Abb. 28.37 und 28.38).

Dreijährige Nachuntersuchung: Das 3-jährige Mädchen hat viele Sorgen. Ihr Sehvermögen ist relativ schlecht, sie hat Nystagmus. Sie hat eine starke Myopie und Astigmatismus. Die Myopie beträgt etwa 4 und 6 Dioptrien mit einem Astigmatismus von 2–3 Dioptrien.

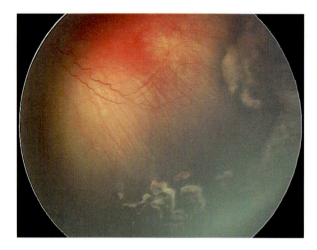

Abb. 28.38 LA: 1 Monat später: Die Blutung ist verschwunden, die Netzhaut ist wieder anliegend, und die Gefäße sind fast normal

Fazit: Die Ursache für die Progression der ROP-Erkrankung war eine Unterversorgung mit Laserkoagulation. Wenn ROP Stadium 4A entwickelt, kann eine Anti-VEGF-Injektion das Problem lösen. Wenn zirka 2 Wochen nach der Injektion keine Wirkung eintritt, empfehlen wir eine linsenschonende Vitrektomie.

28.8 Fallbericht Nr. 25: Vitrektomie bei ROP-Stadium 4A

Dieser Neugeborene wurde in der 24. Woche geboren. In der 32. Woche wurde sie wegen ROP 3+ in Zone I beidseitig mit Lucentis behandelt. In der 40. Woche trat ein Rezidiv in Zone II auf. Eine Laserkoagulation wurde durchgeführt. Innerhalb von 2 Wochen entwickelte sich eine Netzhautablösung im linken Auge. Eine Ablösung im Stadium 4A wurde diagnostiziert. Das rechte Auge regredierte. Daher wurde in der 42. Woche im linken Auge eine Cerklage operiert. Die Ablösung hielt jedoch an, und die retinalen Exsudate nahmen langsam zu. In der 46. Woche wurde das Neugeborene zur Vitrektomie in unser Krankenhaus überwiesen.

Wir führten eine Untersuchung in Allgemeinanästhesie durch:

Das rechte Auge zeigte keine aktive ROP-Krankheit. Das linke Auge hatte eine große präretinale Blutung am temporalen Äquator und viele Exsudate am hinteren Pol. Eine 360-Grad-Impression des umschließenden Bandes war vorhanden. Eine leichte Netzhauterhebung ist am temporalen Pol zu sehen. Die Diagnose war eine Ablösung im Stadium 4A, und wir entschieden uns für eine linsenschonende Vitrektomie.

Operation:

Während derselben Sitzung wurde im linken Auge eine 27G linsenschonende Vitrektomie mit intravitrealer Avastin-Injektion durchgeführt. Die Operation verlief ohne Komplikationen.

2 Monate Nachuntersuchung: Visuelle Funktion: Fixiert Licht, linkes Auge: Esotropie. Retinoskopie: Rechtes Auge: +1,5 Dioptrien; Linkes Auge: −9 Dioptrien.

4 Monate Nachuntersuchung: Zunahme der Myopie im linken Auge von −9 Dioptrien auf −12 Dioptrien.

Entfernung der Cerclage 9 Monate nach Platzierung.

Zehn Monate Nachuntersuchung: Visuell aktiv, fixiert gut mit dem rechten Auge, linkes Auge: Esotropie. Retinoskopie nach Entfernung der Cerclage: Rechtes Auge: +1,5sph Dioptrien; Linkes Auge: -12sph Dioptrien. Untersuchung der Netzhaut: Rechtes Auge: Papille und Makula normal, anliegende Netzhaut; linkes Auge: Papille normal, Makula mit schwachem Reflex, anliegende Netzhaut, keine Exsudate.

Fazit: (1) Die Ursache für die Progression der ROP-Krankheit ist nicht wirklich klar. Das Auge sah gut laserbehandelt aus. Eine Unterversorgung des Walles kann jedoch nicht ausgeschlossen werden. Unser Behandlungsalgorithmus für ROP-Stadium 4A ist in Abb. 28.39 dargestellt. (2) Eine Cerclage verursacht eine starke Myopie. In diesem Fall wurde eine Myopie von −12 Dioptrien induziert. Ein einseitiges umschließendes Band verursacht eine starke Anisometropie und Amblyopie. Unter einem Alter von 2 Jahren muss eine Cerclage nach spätestens sechs Monaten entfernt werden.

28.9 Fallbericht Nr. 26: Gescheiterte Vitrektomie bei ROP-Stadium 4B (Abb. 28.40, 28.41, 28.42, 28.43, 28.44, 28.45 und 28.46)

In der 23. Woche geboren Neugeborenes. In der 35. Woche mit Laserkoagulation bei ROP 3+ behandelt. In der 39. Woche mit beidseitigem Lucentis und Cerclage behandelt. In der 43. Woche Überweisung in unser Krankenhaus zur Vitrektomie bei einer Stadium-4-Netzhautablösung im linken Auge. Sie wurde mit Chloramphenicol-Augentropfen wegen einer akuten Dakryozystitis im linken Auge behandelt. Die Injektion von Lucentis ins linke Auge wurde wegen eines erhöhten Risikos für Endophthalmitis aufgrund der anhaltenden Dakryozystitis um 2 Tage verschoben.

Eine *Untersuchung* in Allgemeinanästhesie ergab folgende Befunde:

- *Rechtes Auge*: Klare optische Medien. 360-Grad-Cerclage-Impression. Große Blutung am temporalen Wall Angiographie zeigt viel vaskuläre Aktivität um 9 Uhr und Skip-Läsionen 360 Grad (Abb. 28.40, 28.41 und 28.42).

- *Linkes Auge*: Trübe optische Medien. 360-Grad-Cerclage-Impression. Nasale und inferiore Netzhautablösung. Abgelöste Makula. Retcam-Angiographie zeigt temporal vaskuläre Aktivität und eine grosse Skip-Läsion (Abb. 28.43, 28.44 und 28.45).
- Das rechte Auge wird als Persistenz der ROP-Krankheit in Zone II diagnostiziert. Geplante LIO und Lucentis-Injektion. Das linke Auge wird als Stadium-4B-Ablösung diagnostiziert. Geplante linsenschonende Vitrektomie + Lucentis-Injektion.

Operation:

- *Rechtes Auge*: Komplettierende Laser-Koagulation und Lucentis-Injektion.
- *Linkes Auge*: 27G linsenschonende Vitrektomie. Es war sehr schwierig, die Trokare einzuführen, weil die fibrovaskulären Membranen im Weg waren. Die Linse wurde verletzt. Die Infusion befand sich anfangs nicht im Glaskörperraum und verursachte eine Netzhautablösung. Am Ende der Operation und 1 Tag postoperativ war die Netzhaut angelegt. Eine Woche später löste sich die

Abb. 28.39 Unser BehandlungsAlgorithmus für ROP-Stadium 4A

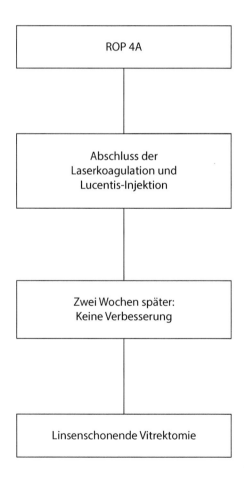

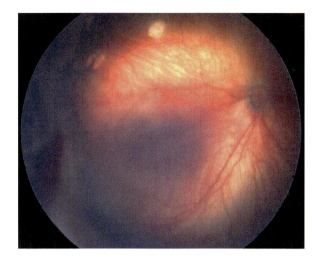

Abb. 28.40 RA: Wenig Plus, aber eine große Blutung am Wall um 9 Uhr

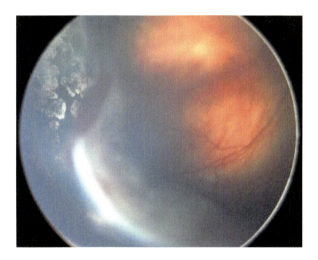

Abb. 28.41 RA: Skip-Läsionen am temporalen Wall, eine Blutung und eine fibrovaskuläre Membran von 6 bis 9 Uhr

Netzhaut jedoch wieder ab (Abb. 28.46). Wir besprachen mit den Eltern die Situation und informierten sie darüber, dass bei einer nächsten Operation eine Lensektomie notwendig werden würde. Die Eltern entschieden sich gegen eine Operation des Auges.

Vier Monate später wurde die Cerklage in beiden Augen durchtrennt. Bei beiden Augen lag eine Esotropie vor und das Neugeborene fixierte das Licht und begann, mit Spielzeug zu spielen.

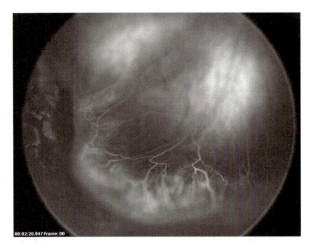

Abb. 28.42 RA: Das Angiographie Bild entspricht Abb. 28.41. Leckage und Proliferationen von 6 bis 8 Uhr

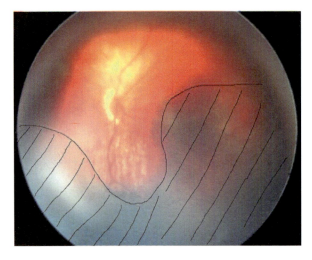

Abb. 28.43 LA: Eine Stadium 4B Ablösung. Die Makula ist abgelöst (siehe gestreiftes Areal)

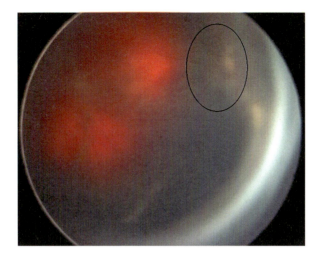

Abb. 28.44 LA: Eine Kontraktion des retinalen Gewebes am Wall mit fokaler Ablösung. Beachten Sie auch die weiße fibrovaskuläre Membran in der temporalen Peripherie

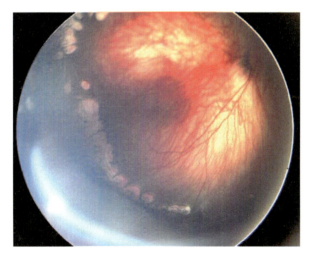

Abb. 28.45 RA: 4-Monats Nachuntersuchung. Anliegende Netzhaut

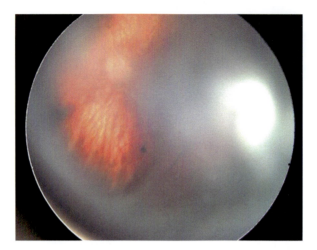

Abb. 28.46 LA: 4-Monats Nachuntersuchung. Die nasale Netzhaut ist angelegt, aber die verbliebende Netzhaut ist abgelöst. Beachten Sie auch die dicke und weiße fibrovaskuläre Membran um 3 Uhr

Kapitel 29
Interessante Fallberichte zu ROP aus der Literatur

29.1 Sehr späte Reaktivierung von ROP nach intravitrealer Bevacizumab-Injektion

Intravitreale Anti-VEGF-Injektion blockiert vorübergehend die Wirkung von VEGF und kann von einem Rückfall bzw. einer Reaktivierung der ischämischen proliferativen Retinopathie gefolgt sein. Daher zeigen mit intravitrealen Anti-VEGF behandelte Augen in der Regel einen anderen klinischen Verlauf als laser-behandelte Augen.

Ein Rückfall oder eine Reaktivierung von ROP ist eine der Hauptbedenken bei der Anti-VEGF-Behandlung von ROP. Blair und Kollegen berichteten über zwei Fälle von sehr später Reaktivierung, die nach intravitrealer Bevacizumab-Injektion zur Netzhautablösung führten.

Fall 1

Im Jahr 2016 berichteten Snyder et al. über einen Fall von später Reaktivierung im Alter von 2,5 Jahren [1]. Eine Zusammenfassung des Fallberichts ist wie folgt. Ein weibliches Neugeborenes, dessen BW 630 g und GA 24 Wochen betrug, ent-wickelte eine aggressive posteriore Retinopathie der Frühgeborenen in Zone I, und eine intravitreale Bevacizumab-Injektion (0,625 mg) wurde bei 34 Wochen PMA durchgeführt. Bei 51 Wochen PMA zeigte das Baby eine Reaktivierung von ROP (Zone 2, Stadium 3 mit Plus-Erkrankung) und eine 2. Injektion von Bevacizumab (0,625 mg) wurde durchgeführt. Bei 80 Wochen PMA gab es keinen Rückfall von ROP und die periphere Vaskularisation wurde als aus-reichend erachtet. Im Alter von 2,5 Jahren entwickelte das rechte Auge eine Glas-körperblutung und eine traktionale Netzhautablösung, und das linke Auge zeigte

U. Spandau und S. J. Kim, *Pädiatrische Netzhauterkrankungen*, https://doi.org/10.1007/978-3-031-36876-9_29

EFP (extraretinale fibrovaskuläre Proliferation) in Zone II. Das rechte Auge wurde zwei Vitrektomien unterzogen und das linke Auge wurde einer peripheren Laserablation unterzogen.

Fall 2

Im Jahr 2017 berichteten Hajrasouliha et al. über einen Fall von später Reaktivierung von ROP, der 3 Jahre nach intravitrealer Bevacizumab-Injektion zu einer bilateralen traktionalen Netzhautablösung führte [2]. Ein weibliches Neugeborenes, dessen BW 739 g und GA 24 Wochen betrug, entwickelte eine bilaterale posteriore Zone 2, Stadium 3+ ROP, und eine intravitreale Bevacizumab (0,625 mg) Injektion wurde bei 36 Wochen PMA durchgeführt. Da die Erkrankung bei 75 Wochen PMA inaktiv erschien, wurde das geplante Nachsorgeintervall auf 6 Monate verlängert. Im Alter von 3 Jahren entwickelte sie eine bilaterale periphere Netzhautablösung mit anteriorer fibrovaskulärer Proliferation und posterioren Exsudaten. Beide Augen wurden mit Laser-ablation der peripheren avaskulären Netzhaut, Cerklage zur Unterstützung des fibrovaskulären Gewebes und intravitrealer Bevacizumab-Injektion zur Reduzierung der Vaskularität und Exsudation behandelt.

Diese beiden Fälle verdeutlichen den unterschiedlichen klinischen Verlauf von Anti-VEGF-behandelten Augen im Vergleich zu konventionell laserbehandelten Augen. Außerdem werfen die Fälle Fragen zur optimalen Nachsorgeprotokoll und den richtigen Indikationen für die Laserbehandlung bei mit Anti-VEGF behandelten Augen auf. Ärzte sollten sich der Möglichkeit einer sehr späten Reaktivierung von ROP bewusst sein und vorsichtig sein, bevor sie die Nachsorgeintervalle verlängern. Kürzere Nachsorgeintervalle, periphere Netzhaut-untersuchung mit Fluoreszeinangiographie und Laser-Photokoagulation können vorteilhaft sein, wenn die periphere avaskuläre Netzhaut nach einer Anti-VEGF-Behandlung bestehen bleibt.

29.2   Hartnäckige ROP bei Tetralogie von Fallot

Es gab zwei Fallberichte über atypische Befunde nach ROP-Behandlung bei Säuglingen mit Tetralogie von Fallot (TOF). TOF bezieht sich auf eine Kombination von vier kardialen Anomalien, einschließlich Ventrikelseptumdefekt, Pulmonal-stenose, rechtsventrikuläre Hypertrophie und überlagernde Aorta. TOF ist eine der häufigsten zyanotischen angeborenen Herzkrankheiten, und die arterielle Sauerstoffsättigung ist bei Patienten mit TOF niedrig, was zu Gewebeischämie wie retinaler Ischämie führt.

Im Jahr 2013 berichteten Paulus und Moshfeghi über einen Fall von hart-näckiger Plus-Krankheit nach Laserbehandlung bei einem weiblichen Säugling [3]. Ein Baby, das bei 29+ 2 Wochen Schwangerschaft mit einem Geburtsgewicht von 940 g geboren wurde, wurde als TOF und Di-George-Syndrom diagnostiziert.

Das Baby zeigte 2 Monate nach der Geburt eine Typ-1-ROP. Trotz der Regression von EFP nach peripherer Laserablation entwickelte sich eine Verschlechterung der Plus-Krankheit. Obwohl die Fluoreszeinangiographie 2 Monate nach der Laser-behandlung keine aktive ROP zeigte, war die Plus-Krankheit über mehrere Monate hartnäckig.

Im Jahr 2016 berichteten Gunay et al. über einen Fall von hartnäckiger ROP bei einem weiblichen Säugling mit TOF [4]. Das Baby wurde bei 35 Wochen Schwangerschaft geboren und das Geburtsgewicht betrug 1700 g. Das Baby ent-wickelte in der 39. Woche PMA eine Zone-II-, Stadium-1-ROP mit leichter vaskulärer Dilatation und Tortuosität. Diese Befunde persistierten auch im Alter von 6 Monaten korrigiert hartnäckig.

Diese Fälle deuten darauf hin, dass Säuglinge mit schwerem kardiovaskulärem Status ROP entwickeln können.

29.3   Endophthalmitis nach intravitrealer Injektion zur Behandlung von ROP

Obwohl es viele Studien über intravitreale anti-VEGF Injektionen für ROP gibt, wurde nur ein Fall von infektiöser Endophthalmitis nach intravitrealer Injektion, nach bestem Wissen (Stand September 2018), berichtet.

Im Jahr 2017 berichteten Wang und Xiang in Guangzhou, China, über einen Fall von bakterieller Endophthalmitis bei einem Frühgeborenen nach intravitrealer Bevacizumab Injektion [5]. Ein männliches Frühgeborenes mit einer GA von 28 Wochen und einem BW von 1,2 kg erhielt in der 34. Woche PMA eine intravitreale Bevacizumab-Injektion zur Behandlung von Zone II, Stadium 2+ ROP. Povidon-Jod-Lösung wurde vor der Injektion angewendet und Tobramycin/Dexamethason-Salbe wurde 3-mal täglich nach der Injektion aufgetragen. Vier Tage nach der Injektion zeigte die Fundus-Bildgebung eine weißliche Plaque im linken Auge. Nach 3 Tagen zeigte die Fundus-Untersuchung eine vergrößerte Plaque zu einer grauen flockigen Masse mit Glaskörpertrübung und die vordere Segmentuntersuchung zeigte konjunktivale Hyperämie und Hornhautödem. Eine Diagnose von bakterieller Endophthalmitis wurde gestellt und eine Vitrektomie zur Entnahme von Glaskörperproben sowie intravitreale Vancomycin- und Ceftazidim-Injektionen wurden durchgeführt. Systemische Antibiotika wurden nicht verabreicht. Nach intravitrealer Antibiotikabehandlung verbesserten sich die retinalen Befunde und das Hornhautödem, und ein günstiges anatomisches Ergebnis wurde 3 Wochen nach der intravitrealen Injektion von Antibiotika erreicht.

Dieser Fall legt nahe, dass (1) häufige Fundus Untersuchungen notwendig sein könnten, um infektiöse Endophthalmitis frühzeitig nach intravitrealer Injektion bei Patienten mit ROP zu erkennen, (2) intravitreale Injektionen von Breitspektrum-Antibiotika ohne systemische Verabreichung von Antibiotika wirksam sein könnten und (3) klinische Merkmale der vermuteten bakteriellen Endophthalmitis bei einem Frühgeborenen nach intravitrealer Injektion ähnlich denen bei erwachsenen Patienten waren. Da jedoch Informationen aus einem einzigen Fall sehr begrenzt sind, sollten Ärzte bei der Behandlung eines ungewöhnlichen Falles von Endophthalmitis nach intravitrealer Injektion für ROP vorsichtig sein.

29.4 Exsudative Netzhautablösung nach Laser-Photokoagulation oder Anti-VEGF-Injektion bei ROP

Exsudative NetzhautAblösung wurde nach Laser-Photokoagulation bei ROP berichtet. Im Jahr 2014 berichteten Ehmann und Greve über zwei Fälle von bullöser exsudativer Netzhautablösung nach 10 bzw. 7 Tagen nach Laser-Photokoagulation [6]. Im Fall 1 nahm die subretinale Flüssigkeit nach zwei intravitrealen Dexamethason- und drei intravitrealen Bevacizumab-Injektionen ab. Im Fall 2 verschwand die subretinale Flüssigkeit fast nach zwei intravitrealen Bevacizumab-Injektionen. Die genaue Rolle von Bevacizumab in diesen Fällen ist jedoch ungewiss.

Im Jahr 2018 berichteten Cabrera et al. über einen Fall von exsudativer Netzhautablösung nach Laserablation [7]. Ein 469 g schweres, 25 Wochen altes weibliches Frühgeborenes erhielt bei 35 Wochen PMA eine Netzhaut-Laser-Photokoagulation für Zone II, Stadium 3+ ROP. Fünf Tage nach dem Laser entwickelte sie eine große makuläre exsudative Netzhautablösung. Bei der OCT-Untersuchung wurden ein verbleibender subretinaler Narbenrest und ein äußerer Netzhautdefekt festgestellt, später wurde bei 52 Wochen PMA ein Makuladragging beobachtet. Die Autoren kamen zu dem Schluss, dass exsudative Netzhautablösungen nach Laserbehandlung der Frühgeborenenretinopathie ohne aggressive Intervention abklingen können, aber bleibende Netzhautfolgen verursachen können.

Ein Fall von exsudativer Netzhaut Ablösung nach intravitrealer Bevacizumab-Injektion wurde ebenfalls berichtet. Chhablani et al. berichteten über einen Fall von exsudativer Netzhautablösung mit Hypotonie und fleckiger Aufhellung der Aderhaut [8]. Ein männliches Frühgeborenes, geboren bei 28 Schwangerschaftswochen, entwickelte eine AP-ROP in Zone I und wurde mit intravitrealem Bevacizumab behandelt. Am nächsten Tag wurden Hypotonie und exsudative Netzhautablösung mit Flecken von Aderhautaufhellung festgestellt, und er wurde mit topischen Steroiden und zykloplegischen Augentropfen behandelt. Die exsudative Netzhautablösung löste sich am zehnten Tag auf. Die Autoren kamen zu dem Schluss, dass eine Aderhautischämie als Folge der Bevacizumab Injektion zur Behandlung der AP-ROP eine ungewöhnliche Komplikation sein könnte.

29.5   IOP-Erhöhung nach intravitrealer Anti-VEGF-Injektion

Obwohl eine IOP-Erhöhung nach intravitrealer Injektion bei Frühgeborenen theoretisch möglich ist, haben sich nur wenige Studien mit diesem Thema befasst. Eine Fallserienstudie in der Schweiz zeigte, dass bei 3 von 6 mit intravitrealer Ranibizumab (0,3 mg/0,03 ml) behandelten Augen eine Vorderkammerparazentese erforderlich war, um den IOP zu senken [9]. Bei diesen Augen zeigten indirekte ophthalmoskopische Untersuchungen unmittelbar nach der intravitrealen Injektion eine schlechte zentrale Arterienperfusion aufgrund des hohen IOP, die sich unmittelbar nach der Parazentese verbesserte. Obwohl die Definition der schlechten zentralen Arterienperfusion in diesem Bericht nicht klar ist, sollten Ärzte auf eine mögliche IOP Erhöhung nach intravitrealer Injektion bei ROP achten und Fundusuntersuchungen sollten unmittelbar nach der Injektion durchgeführt werden.

29.6   Andere ungewöhnliche Reaktionen nach intravitrealer Anti-VEGF-Injektion bei ROP

In einer multizentrischen Studie in Taiwan zeigten 2 von 49 Augen, die eine intravitreale Bevacizumab-Injektion erhielten, eine vorübergehende retinale Gefäßeinscheidung nach der Injektion [10]. Die 2 Augen eines Patienten mit bilateraler Stadium 4A ROP entwickelten eine vorübergehende retinale Gefäßeinscheidung in dem unteren venösen Ast, die nach der Vitrektomie verschwand. Die Autoren dieser Studie erwähnten, dass, obwohl unklar ist, ob die Gefäßeinscheidung aufgrund des erhöhten IOP nach der Injektion oder aufgrund des Anti-VEGF-Wirkstoffs auftrat, es wahrscheinlicher ist, dass die vorübergehende Umhüllung auf verzögerte Effekte des injizierten Wirkstoffs zurückzuführen ist, als auf die sofortige IOP-Erhöhung.

Ein Fallbericht in Thailand zeigte, dass zwei Stellen einer Aderhautruptur entlang der hinteren Ränder von Laser-Narben nach Laser-Photokoagulation und intravitrealer Bevacizumab-Behandlung zur Behandlung von AP-ROP bei einem Frühgeborenen, das in der 28. Schwangerschaftswoche geboren wurde, auftraten [11]. Die Autoren vermuteten, dass die Patienten eine Aderhautruptur entwickelten aufgrund der doppelten Wirkung von Laserablation (was zu chorioretinaler Vernarbung mit Verlust von RPE und Atrophie der Choriokapillaris und größerer Gefäße) und intravitrealer Bevacizumab (Blockierung von VEGF, das für die Entwicklung und Erhaltung der Choriokapillaris essentiell ist).

Literatur

1. Snyder LL, Garcia-Gonzalez JM, Shapiro MJ, Blair MP. Very late reactivation of retinopathy of prematurity after monotherapy with Intravitreal Bevacizumab. Ophthalmic Surg Lasers Imaging Retina. 2016;47:280–3.
2. Hajrasouliha AR, Garcia-Gonzales JM, Shapiro MJ, Yoon H, Blair MP. Reactivation of retinopathy of prematurity three years after treatment with Bevacizumab. Ophthalmic Surg Lasers Imaging Retina. 2017;48:255–9.
3. Paulus YM, Moshfeghi DM. Persistent plus disease after laser in retinopathy of prematurity with tetralogy of Fallot. Eur J Ophthalmol. 2013;23:764–6.
4. Gunay M, Yavuz T, Celik G, Uludag G. Persistence of retinopathy of prematurity in an infant with tetralogy of fallot. Case Rep Pediatr. 2016;2016:7070316.
5. Wang J, Xiang D. Early clinical characteristics of bacterial endophthalmitis in retinopathy of prematurity after intravitreal bevacizumab injection: a case report. Exp Ther Med. 2017;13:3563–6.
6. Ehmann D, Greve M. Intravitreal bevacizumab for exudative retinal detachment post laser therapy for retinopathy of prematurity. Can J Ophthalmol. 2014;49:228–31.
7. Cabrera MT, Brewer EM, Grant L, Tarczy-Hornoch K. Exudative retinal detachment documented by handheld spectral domain optical coherence tomography after retinal laser photocoagulation for retinopathy of prematurity. Retin Cases Brief Rep. 2018; https://doi.org/10.1097/ICB.0000000000000793.
8. Chhablani J, Rani PK, Balakrishnan D, Jalali S. Unusual adverse choroidal reaction to intravitreal bevacizumab in aggressive posterior retinopathy of prematurity: the Indian Twin Cities ROP screening (ITCROPS) data base report number 7. Semin Ophthalmol. 2014;29:222–5.
9. Menke MN, Framme C, Nelle M, Berger MR, Sturm V, Wolf S. Intravitreal ranibizumab monotherapy to treat retinopathy of prematurity zone II, stage 3 with plus disease. BMC Ophthalmol. 2015;15:20.
10. Wu WC, Yeh PT, Chen SN, Yang CM, Lai CC, Kuo HK. Effects and complications of bevacizumab use in patients with retinopathy of prematurity: a multicenter study in taiwan. Ophthalmology. 2011;118:176–83.
11. Atchaneeyasakul LO, Trinavarat A. Choroidal ruptures after adjuvant intravitreal injection of bevacizumab for aggressive posterior retinopathy of prematurity. J Perinatol. 2010;30:497–9.

Printed by Printforce, the Netherlands